SOMMAIRE

Sommaire

Avertissement

Du fait, notamment, de l'avancement rapide des sciences médicales, l'éditeur et l'auteur déclinent toute responsabilité du mauvais usage qui pourrait être fait du contenu de cet ouvrage.
Malgré toute l'attention portée à sa rédaction, la survenue d'une erreur reste possible.
L'éditeur et les auteurs ne sauraient être tenus pour responsables des éventuelles conséquences qui pourraient en résulter.
L'éditeur et les auteurs remercient par avance le lecteur de bien vouloir leur signaler toute erreur qu'il pourrait rencontrer à la lecture de cet ouvrage.

ISBN 978-2-216-16453-0

Sous la direction de Kamel Abbadi

Les auteurs

Peter Crevant
Cadre de santé formateur, IFSI Saint-Louis, Paris

Céline Valette
Cadre de santé, service de cardiologie, Groupe hospitalier Saint-Louis – Lariboisière – Fernand-Widal – Paris

Lydia Joué
Cadre de santé en SSR Gériatrique, Groupe hospitalier Saint-Louis – Lariboisière – Fernand-Widal, Paris

Sébastien Laurent
Cadre de santé, Directeur de Croix Saint-Simon Formation

Marion Lenoir
Cadre de santé formateur infirmier-anesthésiste Centre hospitalier de Poissy – Saint-Germain-en-Laye

Agnès Saint-Sulpice
Cadre de santé formateur infirmier-anesthésiste Centre hospitalier de Poissy – Saint-Germain-en-Laye

Houriya Zaouch
Cadre de santé, service de cardiologie Groupe hospitalier Saint-Louis – Lariboisière – Fernand-Widal – Paris

Présentation de l'ouvrage

Cet ouvrage sur les **calculs de doses** vise à **clarifier**, **simplifier**, **sécuriser** les actions qui relèvent de la préparation et l'administration des médicaments dans les services hospitaliers. **L'administration du médicament** est la dernière étape du circuit du médicament à l'hôpital. C'est un acte infirmier ou plus rarement médical. Toute erreur, lors de la préparation ou de l'administration, non décelée induit systématiquement une erreur de médication avec risque de **iatrogénie médicamenteuse** pour le patient.

Compte tenu de son **rôle primordial**, nous avons souhaité débuter l'ouvrage par un chapitre sur le **rôle et la responsabilité infirmière** lors de la préparation et l'administration des médicaments. La première partie nous amènera à identifier **le contexte réglementaire et les recommandations** pour la prévention des erreurs médicamenteuses indispensables à connaître pour mener nos missions.

La deuxième partie sera consacrée ensuite aux **modalités pratiques et techniques de planification et distribution** des médicaments au sein des unités de soins.

Puis les parties 3 et 4 vous résumeront les principaux **outils mathématiques** et **grandeurs** utiles aux calculs de doses. La finalité sera de clarifier ces outils et acquérir une **méthodologie** afin de simplifier les calculs appliqués aux services de soins lors de la préparation.

Enfin, la cinquième partie comprend des **exercices d'application** commentés extraits de situations professionnelles pour vous entraîner et vous rassurer dans **vos capacités** à résoudre les calculs de doses avec des exemples par service, par médicaments, par UE, et par mode d'administration.

Bonne lecture et bons calculs à vous !

1 Circuit du médicament en établissement de santé

L'administration des médicaments à partir d'une prescription médicale est un acte le plus souvent infirmier. Il s'agit d'une étape ultime du circuit de délivrance du médicament. Chacun des acteurs concernés de la pharmacothérapie engage sa responsabilité en fonction de son champ de compétences.

1 Le processus de prise en charge médicamenteuse (PECM)

Le circuit du médicament comporte **4 phases successives** impliquant différents acteurs :

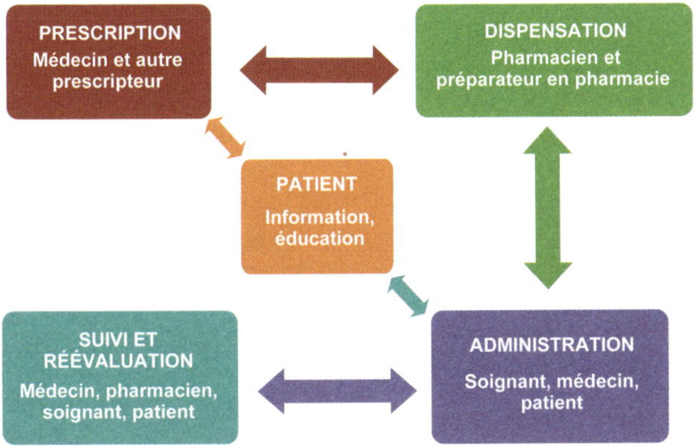

2 Les acteurs et leur rôle

La PECM est un processus qui implique plusieurs professionnels de la santé ainsi que le patient.

- **Prescripteur** :
  - prend une décision thérapeutique ;
  - prescrit les médicaments selon la conformité à la réglementation, les référentiels scientifiques, l'état du patient ;

- rédige une ordonnance ;
- évalue l'efficacité et la balance bénéfices/risques.

• **Pharmacien et préparateur en pharmacie** :
- analyse et valide la prescription ;
- prépare et fabrique ;
- délivre et maîtrise les stocks.

• **Infirmier** :
- vérifie la prescription et la concordance avec le patient ;
- prépare ;
- informe et obtient le consentement du patient ;
- administre ;
- enregistre ;
- suit les effets.

• **Aide-soignant** :
- aide à la prise sous la responsabilité de l'infirmier ;
- informe l'infirmier de toute modification de l'état du patient ;
- participe au maintien de l'autonomie.

• **Patient** :
- informe les acteurs de ses traitements, des facteurs de risque et allergie ;
- s'informe de son traitement et de ses effets indésirables ;
- participe à la prise en charge.

3 Le processus d'administration

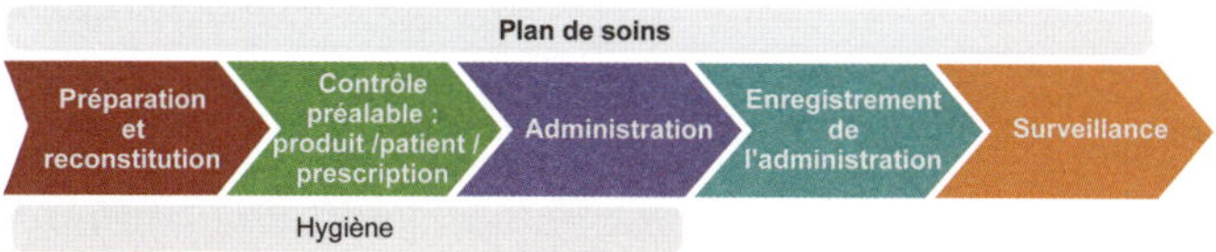
Plan de soins
Préparation et reconstitution
Contrôle préalable : produit /patient / prescription
Administration
Enregistrement de l'administration
Surveillance
Hygiène

Points essentiels

Chacun des acteurs assure une part de responsabilité et chaque étape peut être l'étape initiale de survenue d'une **erreur médicamenteuse**.

Chacun doit contribuer à sécuriser le processus :

• Participer à l'éducation du patient.
• Participer à la surveillance du patient.
• Notifier les erreurs médicamenteuses/incidents.

MÉMO 2 Régimes de responsabilité et notion de faute

L'infirmier est responsable de l'étape de distribution. S'il vient à commettre une faute ou une négligence sa responsabilité sera donc engagée. Que se passerait-il en cas de dommage ?

1 Définition

La responsabilité est l'obligation de répondre de ses actes et de supporter la sanction si elle existe. Ainsi, la responsabilité de l'infirmier s'exerce du fait de ses devoirs, obligations et concerne ses actes ou omissions.

Pour que la responsabilité soit engagée, il faut qu'il y ait une faute, un dommage et un lien de causalité entre les deux.

Enfin, il faut un plaignant qui, au décours d'une faute, aura subi un dommage.

2 Les 3 régimes de responsabilité

Il existe différents types (trois régimes) de responsabilités qui peuvent être engagées pour une seule faute :

La responsabilité pénale

- **La responsabilité pénale est individuelle** et ne peut être supportée par l'employeur.
- En cas d'**infraction pénale** : contraventions, délit, crime.
- Différents tribunaux concernés : tribunal de police, tribunal correctionnel, cour d'assises.
- **Sanctions** : amendes, peines d'emprisonnement ou peines complémentaires comme l'interdiction d'exercer.

Une condamnation en pénal pour un infirmier après erreur médicamenteuse est possible, même en l'absence de préjudice, par « *maladresse, imprudence, inattention ou manquement à une obligation de sécurité ou de prudence imposée par la loi ou les règlements…* » ou « *en cas de violation manifestement délibérée d'une obligation particulière de sécurité ou de prudence imposée par la loi ou le règlement* », article 221-6.

La responsabilité civile ou administrative

- But : **indemnisation pour compensation du préjudice subi.**
- La responsabilité sera engagée s'il y a une **faute**, un **préjudice** et un **lien de causalité entre les deux**.
- **Si « faute de service »** : la plainte sera adressée et examinée par l'employeur dont l'assurance prendra en charge l'indemnisation de la victime et/ou de sa famille. Cette disposition permet de garantir la réparation financière de la victime.
- **S'il s'agit d'une faute « personnelle et détachable du service »** : la responsabilité civile de l'infirmier s'exerce.

Ce sont donc les circonstances de l'erreur qui orienteront le juge : charge de travail, qualité de la prescription médicale, médicaments fréquemment utilisés, protocoles, *etc.*
Le soignant peut être tenu responsable des fautes commises par une tierce personne dont il est responsable.

La responsabilité disciplinaire

- Elle est mise en cause lors d'une désobéissance ou non-application des consignes ou ordres de l'employeur.
- Elle est infligée par l'employeur et peut intervenir en dehors de toute saisine judiciaire.
- Elle diffère selon le mode d'exercice privé ou public.
- Pour les infirmiers, elle repose sur les **règles professionnelles** définies par le **Code de la santé publique (CSP)**.

3 Administration des médicaments

1 Contexte international et national

- L'Institut pour l'utilisation sécuritaire des médicaments (*Institute for Safe Medication Practices*) énonce la règle des **5 Bons (5 B)** ou ***5 Rights (5 R')*** en 1999 : « **administrer le bon médicament, à la bonne dose, au bon moment, sur la bonne voie, au bon patient** ». En 2017, l'APHP transforme cette règle en règle des 7B (cf. mémo 8).
- La maîtrise de la prise en charge médicamenteuse a toujours constitué un des critères majeurs de la sécurité des patients dans la **certification des établissements de santé**. La certification V2010 qualifie ce critère de « **pratique exigible prioritaire** » (PEP, critère 20a) assortie d'indicateurs de suivi.
- L'AFSSAPS a mis en place en 2005 un **guichet erreurs médicamenteuses** et a présenté en juin 2009 le bilan concernant les signalements d'erreurs ou de risques d'erreurs liés :
  - à la présentation ou à la dénomination des médicaments ;
  - à des erreurs de posologie ;
  - ou à des problèmes d'incompatibilité ou d'intolérance.
- En 2005, la **Haute Autorité de santé (HAS)** produit une fiche thématique intitulée « **Organisation du médicament en établissement de santé** ».
- En 2006, la Société française d'anesthésie et de réanimation (SFAR) publie des recommandations visant à prévenir les erreurs médicamenteuses.
- Au niveau national, une enquête recense, en 2009, 374 **événements indésirables graves (EIG)** dont 177 sont évitables :
  - 214 EIG survenus **pendant la période d'hospitalisation**, dont 87 sont évitables (40,65 %), dont 24 (27,6 %) sont liés aux médicaments ;
  - 160 EIG sont **à l'origine même du séjour hospitalier**, dont 89 sont considérés comme évitables (55,6), dont 39 (43,8 %) sont liés aux médicaments.
- La loi n° 2009-879 du 21 juillet 2009 portant réforme de l'hôpital et relative aux patients, à la santé et aux territoires prévoit que les

établissements définissent et mettent en œuvre une **politique du médicament**.

- La Direction générale de l'offre de soins (DGOS) élabore un référentiel qui repose sur l'arrêté du 6 avril 2011 relatif au management de la qualité de la prise en charge médicamenteuse et aux médicaments dans les établissements de santé. Celui-ci décrit les exigences à mettre en œuvre pour assurer la qualité de la prise en charge médicamenteuse des patients.

2 Les règles, devoirs et actes professionnels infirmiers

Chaque acteur doit être en conformité avec ses règles professionnelles.

La législation du **Code de la santé publique (CSP)** réglemente la profession d'infirmier et précise les règles et actes professionnels en lien avec leur activité pharmacologique.

Voici les différents articles à identifier pour prévenir la mise en cause de ses responsabilités dans le cadre de la pharmacothérapie.

Les règles professionnelles

Article du CSP	Extrait du CSP	Points essentiels sur le rôle et la responsabilité de l'infirmier
R. 4312-29	L'infirmier ou l'infirmière : - **applique et respecte** la prescription médicale écrite (...) ; - **vérifie et respecte la date de péremption et le mode d'emploi des produits ou matériels qu'il utilise**.	**L'infirmier exécutant** : cet article décrit la marche à suivre dans la mise en œuvre de la prescription.

Article du CSP	Extrait du CSP	Points essentiels sur le rôle et la responsabilité de l'infirmier
R. 4312-14	L'infirmier ou l'infirmière est **personnellement responsable** des actes professionnels qu'il est habilité à effectuer.	**L'infirmier responsable** : car il a acquis par sa formation des compétences nécessaires. • Il applique donc une prescription en veillant à la sécurité et à la qualité des soins grâce à son jugement, à ses connaissances sans cesse réactualisées, portant sur les textes et recommandations, ainsi que ses capacités d'évaluation. • Il ne doit pas faire état de méconnaissance.
R. 4312-26	L'infirmier ou l'infirmière agit en toute circonstance dans l'intérêt du patient.	
R. 4312-3	L'infirmier ou l'infirmière n'accomplit que les actes professionnels qui relèvent de sa compétence.	
R. 4312-10	L'infirmier ou l'infirmière a le devoir : - **d'actualiser et de perfectionner ses connaissances professionnelles** ; - de ne pas utiliser des techniques nouvelles de soins infirmiers qui feraient courir au patient un risque injustifié.	

Article du CSP	Extrait du CSP	Points essentiels sur le rôle et la responsabilité de l'infirmier
R. 4312-29	L'infirmier ou l'infirmière : - **doit demander** au médecin prescripteur **un complément d'information** chaque fois qu'il le juge utile, notamment s'il estime être insuffisamment éclairé ; - communique au médecin prescripteur toute information en sa possession susceptible de concourir à l'établissement du diagnostic ou de permettre une meilleure adaptation du traitement en fonction de l'état de santé du patient et de son évolution ; - demande au médecin prescripteur, chaque fois qu'il l'estime indispensable, d'établir un protocole thérapeutique et de soins d'urgence écrit, daté et signé.	

Chapitre II : Les règles professionnelles – Section 1 : Les devoirs

Les actes professionnels

Les articles concernant les actes professionnels éclairent les conditions de réalisation des activités de pharmacothérapie :

Articles	Extrait du CSP	Points essentiels sur le rôle et la responsabilité de l'infirmier
R. 4311-1 **R. 4311-2**	Ils (elles) exercent leur activité en relation avec les autres professionnels du secteur de la santé, du secteur social et médico-social et du secteur éducatif. Ils (elles) contribuent à la mise en œuvre des traitements en participant à la surveillance clinique et à l'application des prescriptions médicales contenues, le cas échéant, dans des protocoles établis à l'initiative du ou des médecins prescripteurs.	**Aspects généraux des missions infirmières**
R. 4311-3 **à R. 4311-5**	Le personnel infirmier accomplit les actes ou dispense les soins visant à identifier les risques et à assurer le confort et la sécurité du patient (comprenant son information et celle de son entourage), en particulier : - aide à la prise des médicaments présentés sous forme non injectable ; - vérification de leur prise ; - surveillance de leurs effets et éducation du patient.	**Rôle propre** • L'acte d'administration est réalisé majoritairement par les infirmiers. • Si le patient est autonome, l'infirmier donne le traitement au patient : **la distribution relève de la compétence des infirmiers**. • **Sous la responsabilité de l'infirmier**, et dans le cadre de la **collaboration** (collaboration de tâches sous le contrôle et la responsabilité de l'IDE) l'**aide soignant(e)** (auxiliaires de puériculture ou les aides médico-psychologiques), aident à la prise de médicaments non injectables aux patients ayant perdu leur autonomie.

Articles	Extrait du CSP	Points essentiels sur le rôle et la responsabilité de l'infirmier
R. 4311-6 à R. 4311-8	L'infirmier peut pratiquer les actes suivants soit en application d'une prescription médicale soit en application d'un protocole écrit : les scarifications, **injections et perfusions**, instillations et pulvérisations, scarifications et injections destinées aux vaccinations ou aux tests tuberculiniques, injections et perfusions, à l'exclusion de la première, dans des cathéters et l'administration des médicaments ainsi que la pose de dispositifs transcutanés et surveillance de leurs effets. Il est habilité à entreprendre et **à adapter les traitements antalgiques** (dans le cadre des protocoles préétablis, écrits, datés et signés par un médecin). À condition qu'un médecin puisse intervenir à tout moment : injection et perfusion de produits d'origine humaine.	**Rôle sur prescription médicale ou protocole écrit**

Articles	Extrait du CSP	Points essentiels sur le rôle et la responsabilité de l'infirmier
R. 4311-12	L'exercice de la profession d'infirmier est permis aux étudiants préparant le diplôme d'État pendant la durée de leur scolarité, mais seulement dans les établissements ou services agréés pour l'accomplissement des stages.	**Responsabilité de l'étudiant infirmier** • L'étudiant est habilité à exercer la profession. • Seule la responsabilité de l'étudiant est retenue si celui-ci a la compétence technique et professionnelle nécessaire pour réaliser les actes. • S'il est en cours d'apprentissage d'une technique, c'est la responsabilité de l'IDE référent qui est engagée. • L'infirmier référent ne doit confier à l'élève que des actes qui correspondent au degré d'autonomie acquis.

Chapitre I : Exercice de la profession – Section 1 : Les actes professionnels

Points essentiels

- La responsabilité de l'infirmier s'exerce à différents niveaux et peut être mise en cause de façon complémentaire.
- Les infirmiers ont une profession réglementée et doivent se soumettre aux règles professionnelles sous peine de commettre une faute.
- La connaissance des lois, des règles professionnelles et déontologiques protègent des comportements répréhensibles.
- Il faut donc prévenir la mise en cause de ses responsabilités et penser que seuls les écrits font foi.

MÉMO

4 Erreurs médicamenteuses

1 Généralités et définition

- **Les erreurs médicamenteuses sont fréquentes et largement sous déclarées**. L'erreur survient de 1 fois sur 100 à 1 fois sur 10 à chaque étape du circuit du médicament (prescription, dispensation, reconstitution, administration du médicament). D'une manière générale, 1 % de ces erreurs entraîne des **événements indésirables graves (EIG)** évitables. En France, elles provoquent un EIG toutes les 2 000 journées d'hospitalisation, soit environ 70 000 EIG par an.
- L'**administration du médicament** est la dernière étape du processus de prise en charge du médicament à l'hôpital. Cette étape cumule les risques liés aux étapes précédentes. Elle est donc la dernière étape pour mettre en œuvre des mesures de prévention des erreurs. Les erreurs qui n'auront pas été détectées sont susceptibles de générer un dommage pour le patient et donner lieu à un **effet indésirable lié aux soins (EIAS)**.
- Tout professionnel ou établissement de santé ayant constaté une **infection nosocomiale** ou tout autre événement indésirable grave lié à des soins réalisés doit en faire la **déclaration au directeur général de l'agence régionale de santé** (art. L. 1413-14 du Code de la santé publique).

Définition (AFSSAPS) : L'erreur médicamenteuse est l'**omission** ou la **réalisation non intentionnelle** d'un acte survenu au cours du processus de soins impliquant un médicament, qui peut être à l'origine d'un **risque** ou d'un **événement indésirable** pour le patient.

2 Origine des erreurs

- Avoir des connaissances, connaître les règles, acquérir de l'expérience lorsqu'on passe de novice à expert ne prémunit pas de commettre des erreurs professionnelles car **il est impossible de ne jamais commettre d'erreurs**.
- Les erreurs ne sont pas synonymes de faute ou de négligence et ne doivent pas amener une organisation à rechercher un coupable ou

une faute individuelle mais plutôt à s'interroger sur **les mécanismes qui aboutissent aux erreurs**.

Modèle de Reason

- Il permet d'identifier les conditions, les défaillances organisationnelles, préalables à l'accident afin de prévenir la survenue d'autres accidents. L'accident n'a pas une cause unique mais aura plusieurs causes le plus souvent liées à l'organisation et non à une faute individuelle.

Modèle de Reason

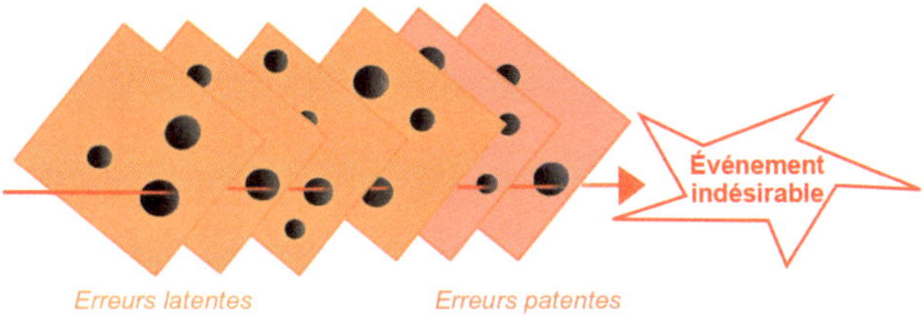

- Chaque tranche de gruyère représente une barrière de sécurité et les trous des failles.
- Une erreur n'est décelable qu'après une séquence accidentelle.
- Si un accident se produit, l'important n'est pas de savoir qui a fait une faute, mais d'identifier pourquoi et comment le système de sécurité a failli.
- L'erreur doit être une source d'apprentissage, il faut accepter la faillibilité humaine et ne pas sanctionner ou n'envisager que les conséquences juridictionnelles.

C'est donc en osant **parler des erreurs**, en les **signalant** que l'on va pouvoir **apprendre de ses erreurs, se prémunir, prévenir du risque d'EIAS** et faire progresser une organisation vers la sécurité des soins.

Les facteurs contributifs de la survenue d'une erreur médicamenteuse

Les causes d'erreurs sont multifactorielles, il s'agit donc de développer une **analyse systémique des effets indésirables liés aux soins** au sein du processus de prise en charge thérapeutique du patient.

Le tableau ci-après identifie 4 facteurs contributifs de la survenue d'une erreur médicamenteuse :

Organisation du circuit du médicament	Facteurs humains	Facteurs environnementaux	Pratiques professionnelles
• Manque d'accessibilité aux informations médicales. • Absence de protocole ou de procédure de soins. • Absence de protocole de préparation et/ou d'administration… • Visite médicale réalisée sans paramédicaux. • Prescriptions dossier patient non accessibles.	• Travail en équipe. • Défaut de communication entre professionels. • Coordination et collaboration des équipes. • Qualité des transmissions orales et écrites. • Ambiance générale, climat tendu...	• Charge de travail. • Équipe incomplète. • Présence de personnel intérimaire. • Locaux ou matériels inadaptés. • Horaires de travail inadaptés. • Planification des tâches non adaptée.	• Manque d'expérience des équipes. • Renouvellements importants. • Stress. • Défaut de connaissances. • Baisse de vigilance.

3 Les différentes combinaisons d'erreurs médicamenteuses et leurs étiologies

▸ Types d'erreurs

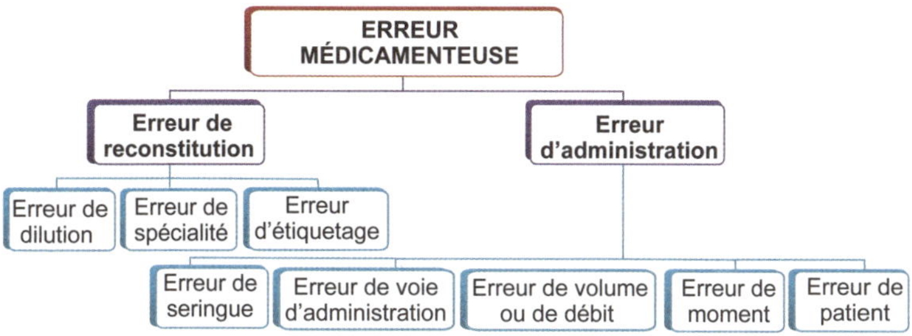

Synthèse des causes

Prise en compte de la prescription	• Difficulté d'interprétation de la prescription (incomplète, illisible, inadaptée). • Multiplicité des supports de prescription. • Absence de standardisation des modalités de prescription (support, écriture, calcul, protocole). • Absence de support unique de prescription/administration conduisant aux retranscriptions. • Communication entre professionnels difficile. • Médicaments prescrits en dehors du livret thérapeutique. • Manque de formation. • Défaut de connaissances (patient, médicaments, résultats biologiques). • Absence, insuffisance, difficultés d'accès aux données.
Contrôle / Préparation / Reconstitution	• Déconditionnement des produits, erreur de sélection ou de contrôle des dosages. • Erreur ou absence d'étiquetage. • Erreur de calcul de doses : absence de calculatrice, dosage non standard, pas de contrôle. • Format galénique non adapté à la prescription. • Dispositif médical non adapté (seringue, perfusions). • Absence de vérification de la concordance patient/prescription/produit. • Glissement de tâches.
Administration	• Absence de contrôle au lit du patient : étiquetage, identité. • Défaut d'information au patient. • Qualité des voies d'abord non vérifiée, erreur de sélection de voies d'abord. • Absence de protocoles d'urgences (antidotes, pratiques à risque). • Défaut d'expérience.

Traçabilité et surveillance	• Enregistrement anticipé. • Enregistrement retardé : en fin de journée. • Défaut de transmissions entre équipe. • Absence de traçabilité des effets attendus et effets secondaires ou constantes non appropriées. • Dossier de soins non adapté. • Absence de traçabilité des médicaments non administrés.

Exemples d'erreurs courantes en pratique

- **Méconnaissance sur le médicament** avec confusion, par exemple, entre la dénomination commune internationale (DCI) et le nom commercial, son dosage, sa forme, sa voie d'administration ou ses modalités de reconstitution...

Exemples

Confusion entre :
- poche de chlorure de sodium 0,9 % (sérum physiologique isotonique) ou de chlorure de sodium hypertonique 20 % ;
- ampoule injectable d'électrolytes comme le potassium KCl dosé à 10 %, 15 % ou 20 % ;
- atropine dosée à 0,25 mg/mL ou 0,5 mg/mL ;
- XYLOCAÏNE® 20 mg/mL, interdite par voie intraveineuse.

- **Erreurs de dilution ou de volume**, causées par des erreurs lors des calculs de doses, des erreurs de solvants ou des erreurs techniques avec une utilisation de seringues non adaptées à la dilution.

Exemples

- Confusion entre microgramme, milligramme et millimole.
- Certains médicaments sont à diluer dans des solvants bien définis comme la CORDARONE® qui est incompatible avec le sérum physiologique.
- Insuline avec concentration différente.

- **Erreurs d'étiquetage** avec mauvaise identification du médicament, étiquette mal écrite ou mal positionnée rendant le contrôle impossible.

Exemples

- Les voies d'abord artérielles non identifiées peuvent causer une injection intra-artérielle accidentelle avec ischémie du membre.
- Il en va de même pour les cathéters péri-nerveux à ne pas confondre avec une voie veineuse périphérique, au risque d'injecter accidentellement un anesthésique local en intraveineux occasionnant un risque de toxicité systémique.

MÉMO

5 La prescription médicale

1 Généralités

Toutes ces sources d'erreurs médicamenteuses identifiées ont permis à la Haute Autorité de santé d'émettre une série de recommandations et de bonnes pratiques.

- La prescription médicale écrite est un **document obligatoire** dans la pratique infirmière pour administrer les médicaments ou pour pratiquer certaines injections ou perfusions.
- L'**urgence** constitue une exception. Les articles R. 4311-14 et R. 4312-29 du CSP précisent qu'en l'absence d'un médecin, l'infirmier est habilité, dans une situation d'urgence ou de détresse psychologique, à mettre en œuvre des protocoles de soins d'urgence, préalablement écrits, datés et signés par le médecin responsable. Il accomplit les **actes conservatoires** nécessaires jusqu'à l'intervention d'un médecin. Ces actes font l'objet de sa part d'un **compte-rendu** écrit, daté, signé, remis au médecin et annexé au dossier du patient.

2 Personnes habilitées à la prescription médicale

- La prescription médicale est un acte médical qui consiste à prescrire, sans délégation possible, un traitement sur un document ou ordonnance.
- Elle contient les informations indispensables pour l'administration de médicaments à un patient ou la réalisation de traitements.
- Elle peut être écrite, verbale ou transmise par téléphone.
- La prescription médicale peut être établie par les médecins, les directeurs de laboratoires d'analyses de biologie médicale (dans les limites prévues), les chirurgiens dentistes pour l'usage de l'art dentaire, les sages femmes (dans les limites prévues).

3 Informations figurant dans l'ordonnance

- L'**ordonnance** consigne la prescription médicale de médicaments.

- L'ordonnance médicale doit être **datée** (avec heure) et **signée** par le prescripteur autorisé. Elle doit faire apparaître l'identification de l'établissement, de l'unité de soin et celle du prescripteur (éventuellement sa fonction ou spécialité) avec son identifiant et son adresse (art. R. 5132-3 du CSP).
- Elle doit contenir les informations suivantes :
  - nom, prénom, âge du patient (poids et surface corporelle pour les enfants et nourrissons) ;
  - nom des médicaments prescrits (DCI ou dénomination commerciale).
- Pour **chaque médicament** prescrit, les mentions suivantes doivent êtres précisées :
  - posologie : nombre d'unités (comprimé, gélule, gouttes, sachet...) et quantité (dosage) par prise et par 24 heures ;
  - nombre d'unités de conditionnement prescrites ;
  - mode d'administration (voie) ;
  - fréquence d'administration ;
  - pour les injectables : modalités de dilution, vitesse et la durée de perfusion, en clair ou par référence à un protocole préétabli ;
  - la durée d'administration (éventuellement le nombre de renouvellement).

4 Obligations du prescripteur

- Le CSP stipule dans l'article R. 4127-34 que « *le médecin doit formuler ses prescriptions avec toute la clarté indispensable, veiller à leurs compréhensions par le patient et son entourage et s'efforcer d'en obtenir la bonne exécution* ».
- L'implication du prescripteur dans la rédaction de cette ordonnance engage sa responsabilité morale, professionnelle et juridique.

5 Cas de la transmission orale de la prescription

- Les prescriptions formulées oralement par un médecin (de vive voix ou par téléphone) ne sont pas rares, mais non réglementaires. L'article R. 4311-7 du CSP exige, en dehors du cas de l'urgence, une **prescription écrite**. Aussi, lorsque la prescription est transmise oralement, le personnel infirmier doit écrire la prescription sur le cahier infirmier et tout ce qui a été pratiqué au patient. L'infirmier ne peut cependant pas établir une ordonnance suite à la transmission téléphonique d'une prescription médicale. Il s'exposerait à l'exercice illégal de la profession de médecin, engageant ainsi sa responsabilité pénale.

- Lorsque l'infirmier se heurte à une simple prescription orale, il ne peut pas s'abstenir de prodiguer les soins malgré la réglementation. S'il est confronté à un refus de la mise en application de la prescription écrite, il se doit, hors urgence, d'essayer d'obtenir la prescription écrite (joindre le médecin par téléphone en présence d'éventuels témoins, faire appeler le médecin par le standard de l'établissement, joindre le chef de service…). En cas de refus persistant, l'infirmier consigne avec précision tous les actes ordonnés oralement dans le dossier de soins infirmiers pour se protéger contre des actes qu'il n'a pas exécutés de sa propre initiative.

6 Ordonnance sécurisée

- Les **médicaments des listes I et II** sont prescrits sur des ordonnances simples.
- Les **médicaments stupéfiants** sont prescrits sur une ordonnance « sécurisée ». Elle ne peut être photocopiée ou bien falsifiée par un quelconque ajout. Elle doit comporter en bas, à droite, un carré labellisé dans lequel sera inscrit en chiffre le nombre total des médicaments prescrits.

Ordonnance sécurisée

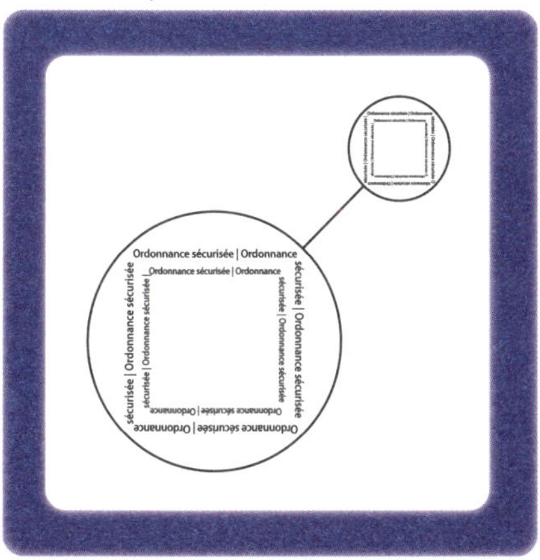

Prescription de stupéfiants

Elle est encadrée par des règles très strictes.

- La **posologie** des stupéfiants est inscrite en toutes lettres (nombre d'unités, doses ou concentrations) et respecte la durée de prescription.
- La prescription est limitée au maximum à **sept jours** (« règle des sept jours ») pour les formes injectables (en dehors des systèmes à pompe). Mais, cette règle est assouplie dans certaines circonstances, notamment pour une meilleure prise en charge du **traitement de la douleur** : la durée est étendue à 14 jours pour les formes orales et à 28 jours pour certains médicaments.
- Le **pharmacien** délivre les médicaments prescrits, garde un duplicata de l'ordonnance. Il inscrit en outre les médicaments dispensés sur un registre.
- Une nouvelle prescription de stupéfiant pendant la période couverte par une prescription antérieure nécessite que le médecin mentionne qu'il s'agit d'un **complément au traitement précédent**.

6 Rappels : caractéristiques des médicaments

L'activité qui est réservée à l'infirmier est d'administrer et d'ajuster des médicaments lorsqu'ils font l'objet d'une prescription. Il s'assure que les médicaments sont administrés sans erreur aux personnes placées sous ses soins. Pour cela, l'infirmier doit connaître, en matière de pharmacologie, les différentes voies d'administration associées aux multiples formes galéniques, les posologies, les principales contre-indications et les effets indésirables habituels.

1 Nom des médicaments

- **Le nom commercial** : appellation donnée par le laboratoire pharmaceutique (*ex.* : PERFALGAN®).
- **La dénomination commune internationale ou DCI** : nom ou principe actif de la spécialité (*ex.* : paracétamol).

2 Formes, présentations et voies d'administration

- Une même spécialité est commercialisée sous **différentes formes** (*ex.* : le DOLIPRANE® suspension buvable, gélule, suppositoire, etc.).
- Les différentes voies d'administration seront détaillées plus tard.

3 Doses et posologie des médicaments

- La **posologie** est l'étude de la prise d'un médicament et de son dosage. Elle désigne l'ensemble des modalités d'administration de la prise d'un médicament. Elle s'identifie également à la définition des doses et du rythme des prises de médicaments. On parle donc de posologie « par prise » ou « par 24 heures ».
  Par exemple, 10 mg/kg/24 h à répartir en 2 prises.
- Pour chaque médicament, il existe une **dose usuelle** et une **dose maximale**. Elles sont indiquées « par prise » (dose unitaire) et « par 24 heures » (dose journalière). Les doses usuelles et maximales sont déterminées lors des tests cliniques.
  Par exemple : 3 comprimés ou 200 mg/jour.

- La **dose usuelle** est dite « dose thérapeutique » : c'est la dose nécessaire pour obtenir l'effet favorable désiré.
- La **dose maximale** correspond à la quantité (unitaire ou journalière) de substance active administrable au patient en toute sécurité (sans effets toxiques).

Les recommandations et la mise en œuvre

1 Préparation des médicaments

▶ **Prérequis**

- Participer aux réunions de service au cours desquelles sont discutés les projets thérapeutiques des patients.
- Disposer d'une liste validée des médicaments pouvant faire l'objet de modalités d'administration particulières (usage pédiatrique, sonde entérale, *etc.*) ; de protocoles ou livrets thérapeutiques si possible communs aux autres services.
- Disposer d'un support unique de prescription et d'administration.
- Disposer d'un choix des médicaments présents dans la pharmacie ainsi que du stock disponible de chaque spécialité restreint au minimum.
- Disposer d'un système de rangement clair, commun à l'ensemble des sites de travail, incluant armoires, chariots d'urgence et plateaux.

Remarque

- Les similitudes de forme, de couleur et de dénomination entre les spécialités présentes sur un lieu de travail devraient être systématiquement identifiées, signalées et, si possible, éliminées.
- Les utilisateurs devraient être informés de tout changement affectant les médicaments mis à disposition.

▶ **Prise de connaissance de la prescription médicale**

Ce que je dois faire :

- Vérifier la concordance identité/patient/prescription.
- S'assurer de la qualité de la prescription : écrite, lisible, exhaustive, datée, signée.
- Analyser la faisabilité : indication, absence de contre-indication, allergie, état du patient, âge…

▶ **Plan de soins**

- Planifier les actes en fonction de la prescription, état clinique, examens, résultats biologiques.

Préparation et reconstitution

- Respecter les règles et **protocoles d'hygiène**, en particulier le lavage des mains, la désinfection du plan de travail et du chariot, l'utilisation de gobelets ou de contenants à usage unique ou désinfectés.
- **Contrôler de façon active**, pour chaque médicament, la concordance entre le médicament prélevé et la prescription : nom, forme galénique, dosage et voie d'administration.
- **Vérifier** : la date de péremption et l'aspect, les modalités de conservation, l'intégrité de l'emballage, l'absence de contre-indications de certaines pratiques telles que le broyage de comprimés, l'ouverture de gélules, la mise en solution ou en suspension dans un liquide.
- Réaliser la reconstitution dans le respect des **résumés des caractéristiques du produit (RCP)**.
- Réaliser les **calculs de doses avec une vigilance accrue**.
- **Préparer puis étiqueter chaque médicament au cours d'une même séquence** (sans interruption de tâche ou de lieu) et par la même personne.
- Si utilisation de plateaux : les protéger et porter la date et l'heure de préparation ainsi que l'identification du préparateur.
- Ne pas déconditionner les formes orales sèches avant la présentation au patient, c'est-à-dire ne pas retirer le médicament du blister ou découper le blister en cas de présentation non unitaire.

2 Contrôle préalable en salle de soins

Je vérifie :

- La concordance entre médicament préparé et la prescription.
- **Les calculs de dose** et la cohérence du résultat pour le poids, l'âge.
- La limpidité de la solution.

3 Administration des médicaments

Ce que je dois faire :

- Vérifier l'identité du patient et le questionner sur une éventuelle allergie au médicament.
- Administrer selon l'horaire prévu.

- Apprécier le niveau d'autonomie : si le patient est autonome pour une auto-administration, s'assurer de la compréhension des modalités d'administration du traitement ; si le patient est dépendant, l'assister dans la prise de ses médicaments.
- Contrôler le point d'insertion de la voie. Les voies d'administration doivent être identifiées à l'aide d'étiquettes mentionnant explicitement leur nature. Ces étiquettes devraient être apposées à proximité du patient et de tous les points d'entrée de la voie. La présence de robinets sur les cathéters et tubulures destinés à l'anesthésie locorégionale devrait être évitée.
- Respecter les vitesses d'injection intraveineuse.
- Respecter les règles d'hygiène et de sécurité pour le patient et pour soi-même.

4 Enregistrement et traçabilité

Ce que je dois faire :

- **Enregistrer en temps réel** toute administration de médicaments en utilisant le dossier informatisé ou bien le support de prescription.
- Cette traçabilité mentionne : le nom du médicament, la dose, les modalités de reconstitution et de dilution, la date et heure d'administration, les sites d'injection, le numéro de lot éventuel, l'identité de la personne.
- Tracer l'information donnée au patient.
- Tracer la non-administration et le motif.
- Tracer tout incident ou effets indésirables.
- Tracer le(s) bénéfice(s) obtenu(s).

5 Surveillance

Surveillance à périodicité définie :

- Survenue des effets indésirables.
- Bénéfices obtenus.
- Voies d'abord.
- Durée et débit de la perfusion.
- Contrôler les paramètres biologiques ou cliniques si besoin.
- Tracer cette surveillance.

MÉMO

8 Introduction

1 L'organisation du circuit du médicament

C'est une préoccupation majeure des établissements de santé. En effet, la Haute Autorité de santé (HAS) décrit les différentes étapes de l'organisation du circuit du médicament comme suit :
- la prescription ;
- la dispensation ;
- la préparation ;
- l'approvisionnement ;
- la détention et le stockage ;
- le transport ;
- l'information du patient ;
- l'administration ;
- la surveillance du patient.

2 Rôle infirmier

La préparation, l'administration, l'information et la surveillance du patient relèvent du rôle propre infirmier tel que décrit dans l'article R. 4311-5 du Code de la santé publique.

L'infirmier doit s'assurer que chaque étape respecte les règles de bonnes pratiques :

Les vérifications obligatoires	Rappels
L'infirmier s'assure de la conformité de la prescription médicale	
• **Le prescripteur** : nom et signature • **Le patient** : identité complète (nom, prénom, date de naissance, sexe, âge), poids et/ou surface corporelle. • **Le service** : identification. • **La prescription** : la date, la DCI/le nom commercial, le dosage, la posologie, la forme, les modalités d'administration, l'heure, la voie d'administration (IM, IVD, *per os*...), la dilution, la vitesse et la durée de la perfusion, la durée du traitement.	

Les vérifications obligatoires	Rappels
L'infirmier vérifie la concordance entre le médicament et la prescription	
• Les conditions de stockage, l'intégrité du produit et de son conditionnement. • Le nom, le dosage, la date de péremption, la dose à administrer, le solvant, la forme, la voie d'administration, le schéma posologique.	
L'infirmier assure la préparation	
• **Les médicaments injectables** : faire le calcul de dose. • La préparation est faite au plus près du moment de l'administration dans un lieu dédié. • La présentation des injectables permet leur identification jusqu'à leur administration. • L'étiquetage comporte l'identité du patient, le débit, la date et l'heure de pose et de fin de la perfusion. • **Les autres formes** : l'identification du traitement est possible jusqu'à l'administration.	• Unité de temps, de lieu et de préparateur. • Pas de retranscription de la prescription. • Respect des règles d'hygiène, de sécurité et des protocoles.
L'infirmier contrôle l'identité du patient	
Demander au patient son identité complète : nom, prénom, date de naissance.	Pour les patients ne pouvant s'exprimer, le bracelet d'identification est vérifié.
L'infirmier assure l'administration	
• Questionner le patient sur le risque d'allergies. • Vérifier l'adéquation entre la prescription et l'état du patient (hémodynamique, résultats biologiques, trouble de la déglutition). • **Voie orale** : s'assurer de la prise du médicament. • **Voie injectable** : vérifier le point de ponction, la perméabilité de la voie d'abord, régler les dispositifs de perfusion (pousse-seringue, pompe volumétrique), vérifier le débit.	• *Voir schéma : règle des 7 B* • Informer le patient et s'assurer de sa compréhension concernant le traitement prescrit et le bénéfice, les effets indésirables éventuels et les éléments de surveillance de son traitement. • Respecter les règles d'hygiène et de sécurité pour le patient et le professionnel. • Déclarer les événements indésirables liés au circuit du médicament.

Les vérifications obligatoires	Rappels
L'infirmier assure la traçabilité en temps réel	
• **La traçabilité** comporte le nom, prénom et signature de l'infirmier, l'horaire, le nom du produit, la quantité et la voie d'administration. • **La non administration** fait l'objet d'une transmission écrite motivée. • **L'information** donnée au patient est consignée dans le dossier.	L'administration est tracée sur le même support que la prescription au moment de sa réalisation
L'infirmier assure la surveillance clinique du malade	
• **L'efficacité du traitement** : signes cliniques et biologiques. • **La tolérance du traitement** : dépistage des effets indésirables.	

D'après « Le médicament à l'hôpital : de la prescription à l'administration. Règles de bonnes pratiques infirmières », Direction des soins infirmiers de rééducation et médico-techniques – Assistance publique Hôpitaux de Paris

3 La règle des 7 B

Le bon produit, au bon malade, au bon moment, au bon dosage, la bonne voie d'administration, au bon débit par le bon professionnel ».

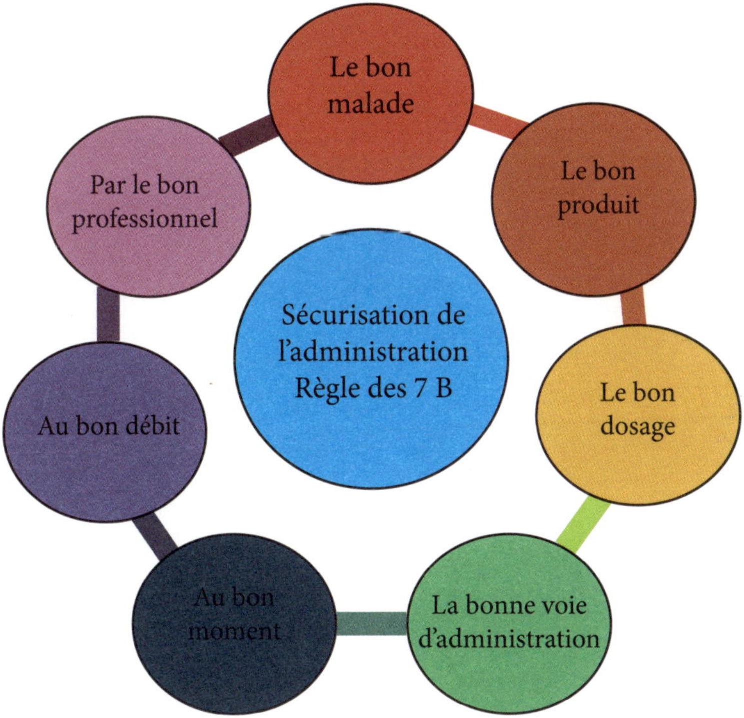

(Source : « Appliquer les bonnes pratiques : La règle des 7 B » - APHP - Décembre 2017).

La non validation d'une seule de ces étapes doit reporter le processus d'administration pour demander des compléments d'informations au prescripteur et/ou au pharmacien, sinon ne pas administrer : le noter dans le dossier patient et prévenir le médecin, la hiérarchie.

MÉMO

9 Les différentes voies d'administration des traitements

Il existe différents modes d'administration des médicaments qui présentent tous des avantages et des inconvénients. Seul le médecin décide du mode d'administration du médicament en fonction de l'effet recherché.

1 Voie orale (ou *per os*)

C'est la voie la plus utilisée. Le médicament traverse la barrière intestinale puis le foie avant d'atteindre la circulation générale, puis les organes pour son action thérapeutique.

- **Avantages** :
  - l'administration est aisée ;
  - elle est bien acceptée par le patient ;
  - des doses élevées peuvent être prises en une seule fois.
- **Inconvénients** :
  - irritation du tube digestif (anti-inflammatoires, corticoïdes) : cette voie sera à éviter en cas d'ulcère gastroduodénal ou de gastrite ;
  - l'action du médicament est beaucoup plus longue du fait du temps d'absorption, c'est pour cela que bien souvent le médicament est donné à jeun pour une action plus rapide ;
  - l'odeur et le goût des médicaments sont parfois désagréables ;
  - la voie orale est difficile en cas de nausées et vomissements ;
  - elle ne peut être utilisée si le patient est inconscient ou fait des fausses routes.

Les formes d'administration du traitement par voie orale

- **Solide** : comprimés, gélules, granules, poudres.
- **Liquide** : sirops, ampoules, suspensions et solutions buvables, huiles.

2 Voie parentérale (ou voie injectable)

C'est la voie la plus directe car elle permet au médicament d'être en contact direct avec le sang.

- **Avantage** :
  - effet rapide, surtout en intraveineux ;
  - passage immédiat dans l'organisme ;

- pas de destruction par les sucs digestifs et évite le passage hépatique ;
- injection possible sur des lieux préférentiels (par exemple en intracardiaque) ;
- voie utile si le patient est inconscient ou qu'il est incapable d'avaler.

• **Inconvénients** :
- l'injection est parfois douloureuse ;
- risques d'infection sur le point de ponction ;
- la durée d'action des médicaments est généralement courte.

A. Voie intraveineuse (IV)

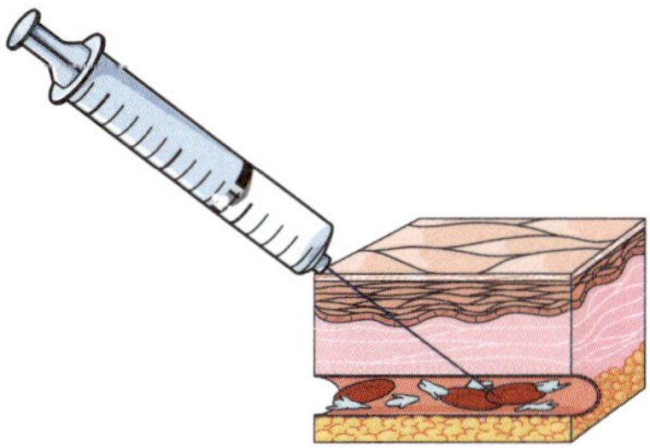

• C'est la **voie d'urgence**, le médicament pénètre directement dans le sang, ce qui permet une action presque immédiate (environ 15 minutes).
• L'injection se fait à la seringue ou en perfusion.
• La posologie est précise et contrôlable, l'injection peut être arrêtée à tout moment si le patient réagit mal.

Attention !

L'injection intraveineuse doit toujours être faite lentement pour éviter les risques de choc. Le choc se produit une demi-heure après l'injection avec des frissons, un malaise général, une élévation de la température, une cyanose et une tachycardie.

• **On n'injecte jamais par cette voie** :
- des liquides irritants en raison des risques de thrombose et de phlébite ;
- les suspensions et solutions huileuses car elles peuvent provoquer des embolies pulmonaires ;
- des préparations qui précipitent dans la seringue.

- **Inconvénients** :
  - l'injection doit être faite par l'IDE ou le médecin ;
  - elle peut être douloureuse ;
  - elle nécessite une asepsie totale (risque infectieux) ;
  - elle peut entraîner des risques de surdosage.

La perfusion intraveineuse

La **perfusion périphérique** est l'introduction d'un cathéter court dans une veine superficielle qui permet d'administrer chez un patient des solutés et/ou des médicaments de façon continue ou discontinue.

Indications :

- disposer d'une voie d'abord en cas d'urgence et de réanimation ;
- permettre un apport hydrique et/ou électrolytique ;
- permettre la transfusion de produits sanguins ;
- permettre de mettre en place une alimentation parentérale.

Matériel :

- cathéter court en fonction du capital veineux, de la durée de la perfusion, du débit souhaité, du produit à perfuser : Bleu 22 Gauges, Rose 20 Gauges, Vert 18 Gauges, Gris 16 Gauges.
- soluté à perfuser sous forme de poche ;
- tubulure stérile ;
- garrot ;
- pied à perfusion ;
- compresses stériles ;
- produits antiseptiques BETADINE® dermique et alcoolique ou HIBISCRUB® (si allergie à l'iode), sérum physiologique ;
- gants stériles ;
- pansement occlusif stérile (OPSITE®, TÉGADERM®) ;
- tondeuse ;
- sac à élimination des déchets papier et matériel non contaminé ;
- sac à élimination des déchets d'activités de soins à risques infectieux ;
- conteneur à déchets contaminés piquants et tranchants ;
- nécessaires à hygiène des mains.

Réalisation du soin : manipulation de la ligne de perfusion, du robinet ou d'une rampe de perfusion avec des compresses stériles imbibées d'antiseptique, après un lavage des mains.

- Vérifier la prescription médicale.
- Prévenir le patient.
- Effectuer un lavage des mains.
- Vérifier les dates de péremption et l'intégrité des emballages.

- Ouvrir avec asepsie les paquets de compresses et les imbiber des différents produits cités.
- Mettre le garrot.
- Chercher la veine à perfuser.
- Demander au patient de serrer le poing.
- Se frictionner les mains avec la solution hydro-alcoolique (SHA).
- Mettre les gants.
- Pratiquer une antisepsie de la peau en 4 temps.
- Préparer la perfusion : purger la tubulure.
- Prendre le cathlon. D'une main, tendre la peau et maintenir la veine, de l'autre main, introduire le cathéter biseau vers le haut.
- Placer une compresse sèche sous le cathlon.
- Desserrer le garrot.
- Retirer le mandrin, le déposer dans le conteneur.
- Adapter la tubulure au cathlon.
- Poser le pansement occlusif.
- Réaliser un reflux (mettre la poche en déclive et vérifier la venue du sang dans la tubulure).
- Régler le débit après avoir fait le calcul de débit.
- Noter sur le pansement la date de pose et apposer sur la poche l'identification du patient et le contenu de la poche avec la durée de la perfusion.
- Jeter le matériel et fermer les sachets de déchets avant de sortir de la chambre.
- Effectuer un lavage des mains.
- Tracer la pose et l'administration du produit dans le dossier et sur la prescription.

Risques et complications :

- infection ;
- œdème ;
- lymphangite ;
- extravasation ;
- hématome ;
- obstruction de la perfusion ;
- adhérence du mandrin.

Surveillances :

- surveiller les réactions du patient immédiatement après l'injection ;
- point de ponction (douleur, rougeur, chaleur, œdème) ;
- vérifier la perméabilité et l'intégrité de la perfusion ;
- vérifier le débit ;

- vérifier que la ligne n'est pas coudée ;
- surveiller la température ;
- changement de la voie toutes les 72 heures.

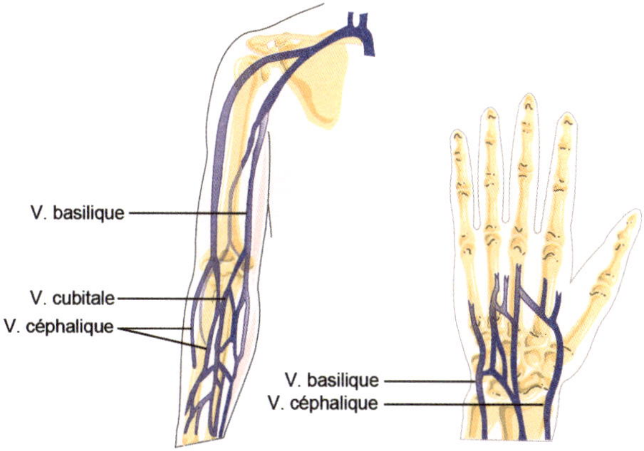

Veines du membre supérieur droit

Veines surperficielles de la main gauche

B. Voie intramusculaire (IM)

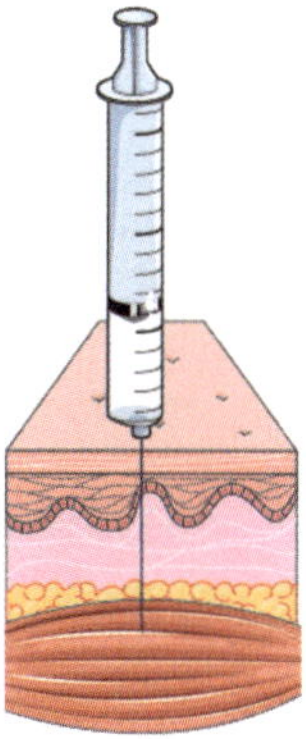

L'injection intramusculaire se fait dans le quadrant supéro-externe de la fesse pour éviter de toucher le nerf sciatique.

Inconvénients :
- risque de piqûre vasculaire (il faut toujours aspirer avant d'injecter pour vérifier que l'on n'est pas dans un vaisseau) ;
- risque de piqûre dans le nerf sciatique ;
- risque d'infection (abcès) ;
- cette voie est contre-indiquée chez les patients sous anticoagulants en raison du risque hémorragique.

C. Voie sous-cutanée (SC)

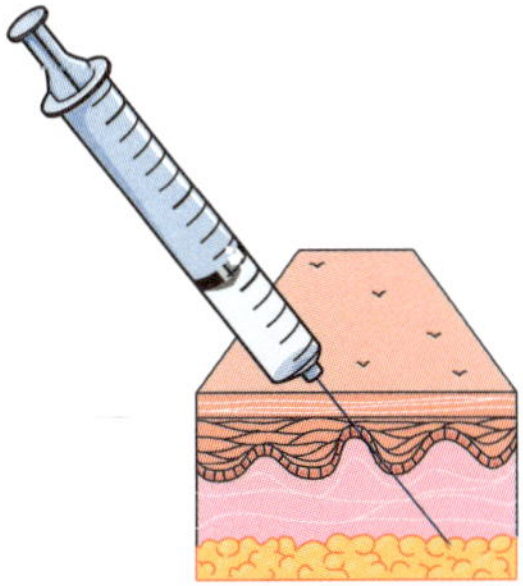

Le médicament est administré sous la peau, dans le tissu conjonctif (ventre, épaule, cuisse), avec une aiguille à biseau court. On administre par cette voie en particulier l'insuline, l'héparine de bas poids moléculaire et calcique, les vaccins.

La perfusion sous-cutanée

La perfusion sous-cutanée permet l'administration des solutés et/ou des médicaments continue ou discontinue dans le tissu sous-cutané.

Indications :
- difficulté ou impossibilité d'utilisation de la voie orale ou de la voie IV ;
- pour un apport hydrique (patient en fin de vie) ;
- pour l'administration de médicaments.

Matériel :
- cathéter court : Bleu 22 Gauges, Rose 20 Gauges ;
- soluté à perfuser sous forme de poches ;
- tubulure stérile ;
- rampes avec robinet 2 ou 3 voies stériles ;

- compresses stériles ;
- produits antiseptiques, adaptés en fonction du lieu d'exercice ;
- gants ;
- pansement occlusif type OPSIDE® ou TÉGADERM® ;
- sac à élimination des déchets papier et matériels non contaminés ;
- sac à élimination des déchets d'activités de soins à risques infectieux ;
- conteneur à déchets contaminés piquants et tranchants ;
- nécessaire à l'hygiène des mains.

Technique de pose : manipulation de la ligne de perfusion, du robinet ou d'une rampe de perfusion avec des compresses stériles imbibées d'antiseptique après un lavage des mains.

- Vérifier la prescription médicale.
- Prévenir le patient.
- Effectuer un lavage des mains.
- Vérifier les dates de péremption et l'intégrité des emballages.
- Ouvrir avec asepsie les paquets de compresses et les imbiber des différents produits cités.
- Choisir et vérifier l'état cutané de la zone de ponction :
  - régions latérales de l'abdomen ;
  - face antéro-latérale des cuisses.
- Mettre les gants.
- Pratiquer une antisepsie de la peau en 4 temps.
- Préparer la perfusion : purger la tubulure.
- Prendre le cathlon.
- Faire un pli cutané entre le pouce et l'index et introduire le cathéter avec un angle de 30°-40°.
- Placer une compresse sèche sous le cathlon.
- Desserrer le garrot.
- Retirer le mandrin, le déposer dans le conteneur.
- Adapter la tubulure au cathlon.
- Poser le pansement occlusif.
- Régler le débit après avoir fait le calcul de débit.
- Noter sur le pansement la date de pose et apposer sur la poche l'identification du patient et le contenu de la poche avec la durée de la perfusion.
- Jeter le matériel et fermer les sachets de déchets avant de sortir de la chambre.
- Effectuer un lavage des mains.

- Tracer la pose et l'administration du produit dans le dossier et sur la prescription.

Surveillances :
- point de ponction : douleur, rougeur, chaleur, gonflement ;
- température ;
- vérification de la perméabilité et intégrité de la perfusion, surveillance du débit, du bon écoulement du soluté ;
- changement du cathéter toutes les 72 heures.

Les sites d'injection

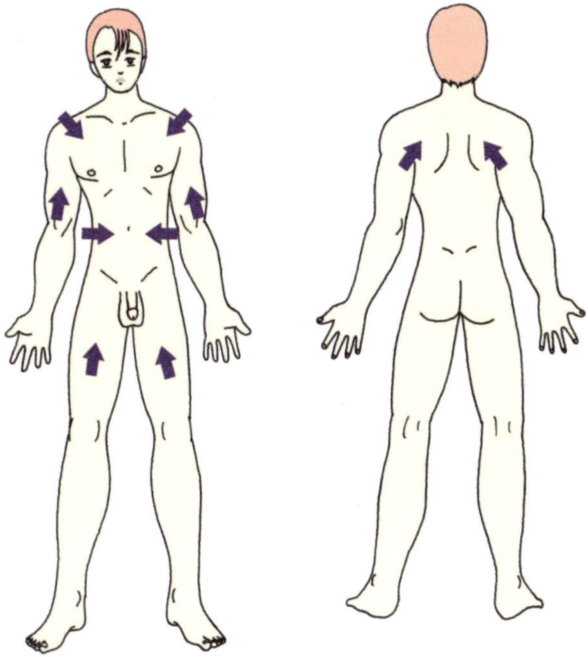

Inconvénients :
- elle est assez douloureuse en raison de l'innervation abondante de la peau ;
- elle peut être à l'origine d'abcès, ecchymose ;
- le volume ne peut pas être trop important.

D. Voie intrarachidienne et péridurale

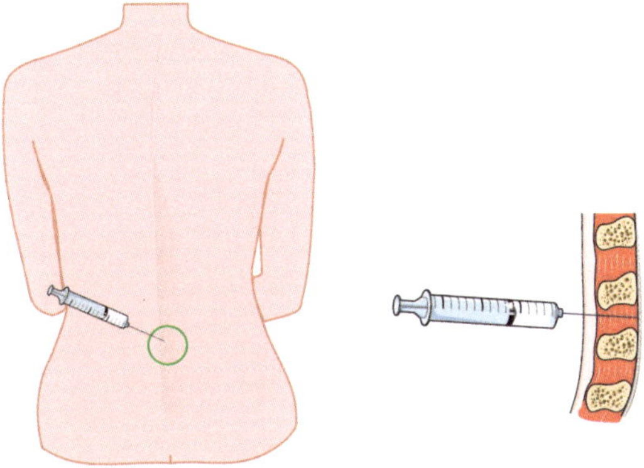

La voie intrarachidienne est employée lors d'anesthésies limitées aux membres inférieurs et au petit bassin (péridurale) ou étendues à des territoires supérieurs.

3 Voies transmuqueuses

A. Voie perlinguale

Elle correspond à la muqueuse linguale, du plancher, de la bouche, de la face interne des joues.
C'est une voie d'administration facile, pratique et rapide qui permet une pénétration directe du médicament dans la circulation générale, sans passer par le foie.
C'est une voie d'urgence dans le traitement de la crise d'angor (trinitrine en sublingual).

B. Voie rectale

La muqueuse rectale étant très vascularisée, cette voie permet d'obtenir une action générale ou locale selon le type de médicament. Sont administrés par cette voie les suppositoires, les lavements, les pommades rectales.
Avantage : cette voie est pratique chez le patient nauséeux, inconscient ou incapable d'avaler.
Inconvénients :
- irritation de la muqueuse rectale ;
- peut être désagréable pour le patient.

C. Voie vaginale

Les médicaments sont destinés à une action locale car la muqueuse vaginale est faiblement perméable.
On utilise les ovules, les comprimés vaginaux, les crèmes et gelées vaginales et les capsules vaginales à visées antibactériennes, antiseptiques, antiparasitaires, antifongiques et hormonales.

D. Voie nasale

Elle est utilisée pour traiter localement les affections de la sphère nasale (poudre, pommade, solutions).

E. Voie oculaire

La muqueuse oculaire étant fragile, l'utilisation de médicaments doit être parfaitement contrôlée et stérile (collyres, pommades ophtalmiques, bains oculaires).

4 Voie pulmonaire

- Cette voie est utilisée pour faire absorber les gaz (oxygène), certaines huiles sont données par voie intra-trachéale (huile goménolée).
- Grâce aux aérosols, on peut administrer des sulfamides, antibiotiques, antiasthmatiques.

5 Voies cutanées et percutanées

- Il s'agit de l'application directe d'un médicament sur la peau par différents moyens.
- Les formes d'administration par voie percutanée sont les pommades, les gels, les lotions, les timbres, les patchs (NITRIDERM® ; CORDIPATCH®).
- L'inconvénient principal de la voie cutanée est une réaction d'hypersensibilité lors de l'utilisation de patchs due à l'adhésif.

10 Différents types de matériel

1 Le pousse-seringue électrique (PSE)

Le pousse-seringue électrique est un appareil qui permet de perfuser en continu ou discontinu des médicaments, à des débits variables. Avant toute manipulation, l'infirmier se doit de connaître et comprendre le fonctionnement d'un PSE.

- Le **débit** du PSE est toujours exprimé en mL/h.
- **Plusieurs PSE peuvent être utilisés** chez le même patient, en fonction des prescriptions et des traitements.
- Chaque PSE est équipé d'une **alarme** permettant de détecter une obstruction de la tubulure, une fuite ou l'arrêt de la perfusion.

Préparation du pousse-seringue électrique

- Avant toute préparation d'un PSE, l'infirmier doit vérifier :
  - le bon fonctionnement de l'appareil ;
  - l'existence suffisante de la batterie (en cas de déplacement du patient).
- L'infirmier vérifie la voie d'abord du patient :
  - perméabilité ;
  - absence de signes de lymphangites ;
  - présence d'un reflux ;
  - état du pansement.
- Vérification de la prescription médicale :
  - libellé du médicament ;
  - posologie ;
  - durée du traitement ;
  - dilution ;
  - voie d'administration.
- Préparation du matériel nécessaire à la préparation du médicament. Au préalable vérification des dates de péremption et de l'intégrité du matériel. Le matériel choisi tient compte du médicament, de la dilution (calcul de dose) et du débit (seringue de 20 mL ou 50 mL). La seringue est reliée à un prolongateur (longue tubulure fine de longueur et de contenance différente) qui sera purgée. Certains

médicaments nécessitent d'être à l'abri de la lumière, pour cela il existe des seringues ainsi que des prolongateurs opaques.

- Avant de poser le PSE, une étiquette sera apposée sur la seringue, mentionnant :
  - le nom et la dose du produit à administrer ;
  - le volume total de la solution diluée contenue dans la seringue ;
  - la vitesse d'administration ;
  - la date et l'heure de mise en route et l'heure de fin de perfusion ;
  - les nom et prénom du patient et son numéro de chambre (si le patient refuse qu'on mentionne son identité, le noter sur le dossier de soins).

L'étiquette sera collée sur la seringue, sans masquer la graduation.

Mise en route du PSE

- Une fois la seringue préparée selon la prescription, les règles d'hygiène et de sécurité, celle-ci est prête à être branchée au patient.
- Programmer le type de la seringue (volume et marque).
- Poser la seringue dans l'appareil, à l'endroit prévu. Toujours selon les règles d'hygiène et d'asepsie, adapter le prolongateur sur le robinet ou la rampe, elle-même fixée au patient via un prolongateur. Le débit peut alors être réglé selon la prescription.

Surveillance du PSE

- L'infirmier doit surveiller au moins 1 fois par équipe le pousse-seringue électrique :
  - le libellé de l'étiquette et sa concordance avec la prescription (y compris la bonne identité) ;
  - le débit, le modèle de la seringue programmée ;
  - la quantité restante.
- Tout doit être consigné dans le dossier de soins.
- Il est à noter que la voie d'abord est aussi surveillée.

Attention !

En cas d'erreur, celle-ci doit être immédiatement signalée au médecin, pour une conduite à tenir.

Quelques règles

- Quelle que soit la prescription, la seringue doit être changée au maximum toutes les 24 heures. Cependant la durée diffère selon les médicaments.
- La seringue est changée à chaque modification de prescription, y compris le prolongateur.

- Toutes les manipulations du PSE se font en respectant les consignes d'hygiène et de sécurité.
- Toute intervention doit être mentionnée dans le dossier de soins du patient, horodatée et signée par l'infirmier en charge du patient.

2 La pompe volumétrique

La pompe volumétrique est un appareil électrique qui permet l'administration en continu et de manière précise d'un traitement parentéral ou entéral contenu dans une poche ou un flacon.

- Elle est équipée d'une batterie pour suppléer en énergie durant le transport du patient.
- La pompe volumétrique a plusieurs alarmes signalant :
  - la fin de la perfusion ;
  - la présence d'air dans la tubulure ;
  - l'obstruction de la tubulure.

Préparation de la pompe volumétrique

Au préalable, l'infirmier doit vérifier :

- le **fonctionnement** de l'appareil (état de l'alimentation en et hors secteur, tubulure adaptée) ;
- la **voie d'abord** : perméabilité, point de ponction, intégrité du pansement pour les traitements intraveineux, la perméabilité et le bon positionnement de la sonde pour la voie entérale ;
- la **prescription** médicale ;
- le **produit** (intégrité, aspect, péremption...).

Attention !

L'ensemble des étapes suivantes doit respecter les règles d'hygiène et de sécurité.

Préparation du matériel

- Le nécessaire pour la préparation du médicament selon la prescription médicale (poche de solutés de 50 à 1 000 mL, solvant, antibiotique, électrolytes, poche d'alimentation entérale ou parentérale préparée, *etc.*).
- Le calcul de dose est fait en fonction de la prescription médicale.
- La poche est étiquetée avec les renseignements suivants :
  - nom et dose du produit à administrer ;
  - débit ;

- date et heure de mise en route et heure de fin de perfusion ;
- identité du patient.

- La poche est connectée à la tubulure spécifique puis la purge est effectuée avec la tubulure branchée à la pompe volumétrique (mise en tension de l'appareil puis programmation de la purge en fonction du volume de la tubulure).
- Une fois l'évacuation de la totalité de l'air dans la tubulure effectuée, l'appareil est arrêté.

Mise en route de la pompe volumétrique

- La tubulure est connectée à la voie d'abord, robinet de connexion tourné **pour ne pas délivrer le produit au patient**.
- L'infirmier programme la pompe, selon l'appareil :
  - le volume total à administrer en mL et la durée ;
  - ou le volume total à administrer en mL et le débit ;
  - ou le débit (en gouttes/minute ou en mL/heure).
- Une fois cette opération effectuée et contrôlée, l'infirmier tourne le robinet de connexion pour délivrer le traitement au patient et valide sur l'appareil la mise en route de la délivrance.
- L'administration est validée dans le dossier patient.

Surveillance de la pompe volumétrique

- La surveillance du fonctionnement de l'appareil, de la voie d'abord et du respect de la prescription médicale est effectuée une fois par équipe et à chaque changement.
- En cas de doute ou d'effets indésirables, le traitement doit être arrêté, le médecin alerté et l'infirmier doit consigner l'événement dans le dossier patient.

Quelques règles

L'ensemble du dispositif (poche et tubulure) doit être changé quand :
- la poche est finie ;
- la prescription est modifiée ;
- la durée du traitement est supérieure à 24 heures.

3 L'analgésie contrôlée par le patient (PCA)

L'**analgésie contrôlée par le patient** (ACP ou en anglais PCA pour *Patient Controlled Analgesia*) est une technique qui permet au patient de s'auto-administrer un antalgique majeur en appuyant sur un bouton poussoir relié à une pompe. Ce système permet d'optimiser la prise en charge de la douleur aiguë ou chronique.

- L'avantage de ce système, c'est la non-intervention de l'infirmier entre la demande et l'administration, avec toutefois un contrôle par l'infirmier ou le médecin des doses administrées et le nombre de bolus demandés par le patient.
- La PCA peut être programmée en continu avec des bolus (période réfractaire = intervalle de sécurité entre deux bolus, non-administration du médicament même si le patient appuie sur le bouton poussoir) ou programmée uniquement en bolus.
- C'est une prescription médicale. Celle-ci comporte le nom du produit, la dilution, si perfusion continue, la quantité par 24 heures, si bolus, la quantité administrée par bolus et la période réfractaire. Le nombre maximal de bolus peut être prescrit par 24 heures.
- À ce jour, il existe plusieurs types de pompes commercialisées.
- Leur manipulation nécessite une **formation régulière du personnel** médical et paramédical.

Les voies d'administration

- Les **voies IV et SC** sont les voies d'administration les plus utilisées pour la PCA.
- D'autres voies d'administration sont possibles : voie intrathécale ou voie épidurale (PCEA : analgésie péridurale contrôlée par le patient).

Les indications de la PCA

- Traitement de la douleur lors de pathologies chroniques (cancer ou autre).
- En postopératoire immédiat lors d'intervention douloureuse.
- Difficultés d'administration d'un traitement morphinique par voie orale ou transdermique.

Les contre-indications

- Refus du patient, patient non coopérant.
- Difficultés de compréhension.
- Confusion, démence, troubles des fonctions supérieures.

La surveillance de la PCA

- Surveillance de l'efficacité du traitement, évaluation de la douleur par une échelle et adaptation des doses si besoin.

- Surveiller l'apparition d'effets secondaires liés au médicament : sédation, somnolence, bradypnée, détresse respiratoire, prurit, nausées et vomissements, rétention urinaire, constipation. La survenue d'effets secondaires doit faire penser à un **surdosage aux opiacés**.
- Le patient doit être informé sur le principe et mode de fonctionnement de la PCA, sur l'intérêt de cette méthode antalgique, mais aussi sur les risques d'incidents, les effets secondaires et la conduite à tenir en cas de survenue. Le patient est acteur de sa prise en charge, il doit comprendre l'intérêt de la PCA, savoir alerter en cas de problèmes.
- Les paramètres d'utilisation de la PCA, ainsi que les éléments cliniques d'évaluation de l'efficacité et de la tolérance sont notés et permettent l'adaptation du traitement.

11 Conseils méthodologiques

Il est important de respecter et de suivre ces recommandations avant toute préparation et administration d'un traitement.

1 S'assurer de la conformité de la prescription

- S'assurer qu'il s'agit du bon patient, respecter l'écriture – le médecin doit écrire en toutes lettres le médicament (pas d'abréviations qui peuvent être sources d'erreurs), s'assurer qu'il s'agit de la bonne posologie en tenant compte du poids du patient, de son bilan sanguin, de son état général, de ses contre-indications.
- Toute prescription qui parait suspecte ne doit en aucun cas être préparée et administrée, n'hésitez pas à demander une confirmation : par exemple, une dose d'héparine importante (500 mg au lieu de 50 mg) en seringue électrique en 6 heures doit interpeller.
- La voie d'administration, l'heure d'administration et la durée d'administration doivent être mentionnées : en intraveineuse lente sur 5 minutes, en seringue électrique sur XX heures, en sous-cutané…
- La prescription doit être horodatée et signée par le médecin.

2 Connaître son patient

- Histoire de la maladie, antécédents, traitements en cours, allergie ou intolérance, et ce afin de sécuriser la préparation et l'administration du traitement.
- L'infimier doit impérativement connaître ce qu'il prépare et administre afin d'être le plus en conformité et d'éviter les erreurs et le défaut de surveillance.

3 Respecter les protocoles et procédures d'hygiène et de sécurité

- En fonction du service, des protocoles de préparation et/ou d'administration existent, ne pas hésiter à les consulter et à s'en servir.

- Avant toute préparation d'un traitement, vérifier la péremption des médicaments, l'intégrité des médicaments (une couleur suspecte doit alerter) et s'assurer qu'il n'existe pas un mode de reconstitution particulier (type filtre antimicrobien, tubulures spéciales...).
- Respecter les procédures d'hygiène et de sécurité avant toute préparation et administration (de l'hygiène des mains jusqu'au calcul de dose, de débit).
- Chaque traitement doit être identifié, ainsi que le nom du patient (si refus du patient, celui-ci sera mentionné dans le dossier de soins).
- Tracer l'administration du traitement dans le dossier de soins, horodaté et signé par l'infirmier qui administre.

L'infirmier a une grande responsabilité dans la préparation, l'administration et la surveillance d'un traitement. Sa responsabilité est engagée. Ce n'est qu'au prix d'une rigueur, de connaissances, de respect des procédures et de réglementation que la sécurité et la qualité des soins seront pérennes.
Le patient doit être au cœur de nos préoccupations quotidiennes.

MÉMO 12 Fractions

1 Définition

Une fraction, par exemple $\frac{3}{5}$ qui se lit « trois cinquièmes », est la représentation d'une division non réalisée (dont on ne donne pas le résultat) entre deux nombres entiers. La fraction permet de parler d'une partie d'un élément sans exprimer sa valeur exacte. Ainsi, lorsqu'on souhaite parler de la moitié d'un flacon, on parle d'un « demi flacon » ($\frac{1}{2}$ **flacon**) et non de « **0,5 flacon** ».

2 Écriture d'une fraction

La fraction s'écrit toujours de la façon suivante :

$$\frac{\textbf{Numérateur}}{\textbf{Dénominateur}}$$

Le nombre diviseur, le **dénominateur**, désigne le nombre de parts égales que l'on va former en divisant un ensemble.

Le nombre divisé s'appelle le **numérateur** et désigne le nombre de parts utilisées au sein de l'ensemble.

Ainsi, les $\frac{3}{4}$ (les « trois quarts ») d'un élément signifient que l'on divise en 4 parts égales un ensemble et que l'on prend **3** de ces **4** parts.

La fraction désigne un rapport, une proportion.

La rédaction sous forme de fraction d'une proportion est relativement simple.

Exemple

Un nourrisson boit **40 mL** d'un biberon de lait qui fait **50 mL**. La portion de lait bu correspond à $\frac{40}{50}$.

La divisibilité nous permettra de simplifier cette fraction en $\frac{4}{5}$ (quatre cinquièmes) du biberon.

3 Entraînement

QROC 12.01

Dans l'exemple précédent quelle est la proportion de lait restant dans le biberon ?

Divisibilité

1 Notion de divisibilité

La divisibilité est une notion très concrète qui vous permettra de simplifier grandement vos calculs de doses.
On parle de divisibilité lorsqu'un nombre peut être divisé par un second, avec pour résultat un nombre entier.

Exemple

35 (7 × 5) est divisible par **5** et par **7**, et **42** (7 × 6) est divisible par **6** et par **7**. Ainsi, si un calcul de dose nécessite de diviser 42 par 35, nous pourrons alors simplifier l'opération en utilisant la divisibilité de 42 et 35 par le chiffre 7. La divisibilité nous permet ainsi de simplifier l'opération $\frac{42}{35}$ en $\frac{6}{5}$ de la manière suivante $\frac{42}{35} = \frac{6 \times 7}{5 \times 7} = \frac{6 \times \cancel{7}}{5 \times \cancel{7}} = \frac{6}{5}$. Cette opération est alors beaucoup plus simple à résoudre.

2 Critères de divisibité

Il existe des critères qui nous permettent de repérer la divisibilité d'un nombre par un autre.

- Un nombre **se terminant par 0** sera divisible par **10**.
- Un nombre **se terminant par 0 ou 5** sera divisible par **5**.
- Un nombre **se terminant par 0, 2, 4, 6 ou 8** sera divisible par **2**.
- Un nombre dont la **somme des chiffres qui le composent est divisible par 3** sera également divisible par **3**.

Exemple avec le nombre 1 440 (nombre de minutes dans une journée)

On peut ainsi dire que 1 440 se terminant par 0 est divisible par 2, 5 ou 10. 1 440 s'écrit avec 1, 4, 4 et 0. La somme de ses chiffres est donc 1 + 4 + 4 + 0 = 9 qui est divisible par 3. **1 440 est donc divisible par 3.**
1 440 = 144 × 10 = 72 × 2 × 10 = 24 × 3 × 2 × 10

3 Entraînement

QROC 13.01

Exprimez en millilitres par heure (mL/H) le débit d'une perfusion de 1 500 mL par jour.

MÉMO

14 Pourcentages

1 Définition

Le pourcentage est une fraction particulière exprimée sous la forme X %
Classiquement, il équivaut à une fraction de X pour cent de l'ensemble. Très utilisé dans les études statistiques, le pourcentage permet de comparer des échantillons de tailles différentes en les ramenant à des rapports comparables.

2 Calcul d'un pourcentage

- Calculer un pourcentage consiste à **résoudre une fraction** et **multiplier son résultat par 100**.

Exemple 1

Dans un service, sont hospitalisés 11 hommes et 14 femmes. Notre groupe est donc composé de 11 + 14 soit 25 personnes. La proportion d'hommes est donc de 11 sur 25 soit $\frac{11}{25}$.

Le pourcentage d'hommes dans le service est donc de

$$\frac{11}{25} \times 100 = \frac{11 \times 4 \times \cancel{25}}{\cancel{25}} = 44\ \%.$$

- En pharmacologie, le pourcentage peut également représenter la **concentration d'un produit dans une solution**. Une concentration de X % signifie alors que la solution contient X grammes pour 100 mL.

Exemple 2

Une ampoule de **10 mL** de chlorure de potassium à **10 %** signifie que sa concentration en chlorure de potassium est de **10 g** de chlorure de potassium pour **100 mL** de liquide :

$10\ \% = \frac{10\ g}{100\ mL} = \frac{1\ g}{10\ mL}$ c'est-à-dire **1 g** pour **10 mL**. L'ampoule de **10 mL** contient donc **1 g** de chlorure de potassium.

3 Entraînement

QROC 14.01

Calculez le pourcentage de femmes dans le service de l'exemple 1.

QROC 14.02

Quelle quantité de chlorure de sodium contient une ampoule de 20 mL de chlorure de sodium à 20 % ?

MÉMO

15 Proportionnalités

1 Définition

On parle de proportionnalité lorsque deux suites de nombres sont liées l'une à l'autre par un **rapport constant**.

Exemple

Si je prends des boîtes d'œufs en contenant 6 chacune, alors j'ai un rapport entre le nombre de boîtes et le nombre d'œufs qui est de 6. Ce rapport constant nous permet d'établir le tableau de proportionnalité suivant :

Nb de boîtes	**1**	**2**	**5**	**10**	**20**
Nb d'œufs	**6**	**12**	**30**	**60**	**120**

2 Le tableau de proportionnalité

Il permet de réaliser rapidement plusieurs calculs à la suite.

3 Entraînement

QROC 15.01

Afin de procéder au réveil d'un patient, on prépare une seringue de 0,5 mg de flumazénil (antidote des benzodiazépines) dans 5 mL afin d'injecter un bolus (c'est-à-dire l'injection d'une dose initiale) de 0,2 mg puis des doses de 0,1 mg si nécessaire.

Remplir le tableau de proportionnalité suivant afin d'établir les volumes à injecter :

Quantité de flumazénil en mg	0,5	0,2	0,1
Volume en mL	5	...	...

MÉMO 16 Règle de trois

1 Définition

La **règle de trois**, appelée aussi « **produit en croix** », consiste à réaliser le calcul d'une valeur inconnue dans un tableau de proportionnalité déjà rempli.

Il s'agit de la **résolution d'une équation à une inconnue**. Sa principale difficulté consiste à identifier les données existantes et manquantes.

Exemple

Prenons un flacon de 20 mL contenant 5 g d'antibiotiques.
Si la prescription est de 3 g d'antibiotiques, quel volume dois-je injecter ?
On peut alors remplir le tableau de proportionnalité suivant :

20 mL	*N*
5 g	3 g

N est ici notre inconnue, à savoir le nombre de mL à injecter.
Ce tableau correspond en fait à l'équation suivante :

$$\frac{20\text{ mL}}{5\text{ g}} = \frac{N}{3\text{ g}}$$

soit $\frac{N}{3\text{ g}} = \frac{20\text{ mL}}{5\text{ g}}$ ou $N \times 5\text{ g} = 20\text{ mL} \times 3\text{ g}$ et $N = \frac{20\text{ mL}}{5\text{ g}} \times 3\text{ g} = 12\text{ mL}$.

2 Fonctionnement

L'appellation **produit en croix** vient du fait que l'équation se résout **en multipliant entre eux les éléments** du tableau de proportionnalité.

20 mL	*N*
5 g	3 g

3 Entraînement

QROC 16.01

Vous devez administrer 375 mg d'antibiotique à un patient et le flacon contient 500 mg dans 10 mL.

Quel volume d'antibiotique devez-vous prélever dans le flacon ?

MÉMO

17 Les unités de masse

1 Unité de masse de référence

L'unité principale de masse est le gramme (abréviation « g »). Le gramme est décliné en multiples et sous-multiples décimaux.

2 Les unités de masse

Les unités de masse sont de 10 en 10 fois plus grandes ou plus petites que l'unité.

kg	hg	dag	g	dg	cg	mg			µg ou mcg ou γ			ng			pg
kilo	hecto	déca		déci	centi	milli			micro			nano			pico

3 Tableau de conversion

Le chiffre des unités du nombre donné doit être placé en premier dans la colonne de l'unité indiquée, puis on complète par des zéros les colonnes vides.

kg	hg	dag	g	dg	cg	mg			µg ou mcg ou γ
			1	0	0	0			
						1	0	0	0
1	0	0	0						
						0,	1	0	0

1 gr = 10 dg = 100 cg = 1 000 mg
1 mg = 0,1 cg = 0,01 dg = 0,001 g = 1 000 µg
1 kg = 10 hg = 100 dag = 1 000 gr
100 µg = 0,1 mg

4 Entraînements aux calculs de conversion de masse

QROC 17.01

1. **Complétez le tableau en indiquant à quelle unité correspond le symbole.**

Symbole	Unités
kg	...
g	...
dg	...
mg	...
μg ou mcg ou γ	...

2. Complétez le tableau en convertissant dans les unités respectives.

μg	mg	gr	cg	kg
...	60	...	...	
		1 500		...
	...	...	300	
5 000	...	...		
		...	...	0,7

QROC 17.02

Convertissez :

0,05 g = ... mg ?
250 mg = ... gr ?
0,05 mg = ... μg ?
0,31 cg = ... mg ?
500 μg = ... mg ?

QROC 17.03

Le médecin prescrit 1 cg de GARDENAL®. Le produit se présente en ampoule de 40 mg de produit actif pour 2 mL.

Combien de mL de produit utilisez-vous ?

QROC 17.04

Vous devez préparer une seringue d'ULTIVA® à une concentration de 50 γ/mL.

Vous disposez de flacons en poudre d'ULTIVA® de 1 mg.

Dans quelle quantité de sérum physiologique allez-vous diluer le flacon de 1 mg d'ULTIVA® ?

QROC 17.05

Le médecin prescrit 7 μg/kg/min de DOBUTAMINE® pour une patiente de 70 kg.

Calculez la dose en μg à administrer en 60 minutes.
Convertissez en mg.

QROC 17.06

Le médecin prescrit 0,2 mg/kg de NUBAIN® à un nourrisson de 8 kg.

Combien de mg préparez-vous ? Convertissez le résultat en gamma (μg).

MÉMO

18 Temps

1 Les unités de temps

L'unité principale est la seconde (s). Les multiples sont :
- la minute (min) = 60 secondes ;
- l'heure (h) = 60 minutes ;
- le jour = 24 heures (h).

2 Règle de conversion

1 heure = 60 minutes = 3 600 secondes
1 minute = 60 secondes

3 Addition de temps

Il faut d'abord additionner séparément les nombres de secondes, de minutes et d'heures. Puis ensuite convertir les secondes au-delà de 60 secondes en minutes, les minutes au-delà de 60 minutes en heures.

4 Entraînement au conversion de durées

QROC 18.01

Convertir :

240 minutes = ... heures
5 heures = ... minutes
15 minutes = ... secondes
4 jours = ... heures

QROC 18.02

Calculez l'heure de fin de chaque perfusion en fonction de l'heure de pose.

1. Perfusion posée à 8h00, durée de 12 heures.
2. Perfusion posée à 10h50, durée de 5 heures 30 minutes.
3. Perfusion posée à 21h40, durée de 2 heures 30 minutes.
4. Perfusion posée à 10h45, durée de 16 heures.
5. Perfusion posée à 6h00, durée de 36 heures.
6. Perfusion posée à 14h30, durée de 45 minutes.

MÉMO

19 Volumes et capacités

1 Les unités de volume

L'unité principale de volume est le **mètre cube (m^3)**.

- Les unités de volume sont de mille en mille fois plus petites ou plus grandes.
- 1 m^3 = 1 000 dm^3 ; 1 dm^3 = 1 000 cm^3 ; 1 cm^3 = 1 000 mm^3.
- Dans la pratique professionnelle, nous utilisons le cm^3 ou cc comme unité principale de volume.

2 Les unités de capacité

Pour mesurer la contenance des récipients, nous utilisons le **litre** et ses dérivés. L'unité principale de capacité est donc le **litre (L)**.

- Un litre vaut un décimètre cube : 1 L = 1 dm^3.
- Les unités sont de 10 en 10 fois plus grandes ou plus petites.

3 Tableau de conversion

m^3			dm^3			cm^3			mm^3		
			hL	daL	**L**	**dL**	**cL**	**mL**			

Exemples de conversion

1 L = 10 dL = 100 cL = 1 000 mL = 1 dm^3 = 1 000 cc ou cm^3
1 hL = 100 L
1 daL = 10 L
1 dL = 0,1 L = 10 cL = 100 mL = 100 cc
1 cL = 0,01 L = 10 mL = 10 cm^3
1 mL = 0,001 L = 1 cm^3 = 1 cc

4 Entraînement aux conversions de volumes et capacités

QROC 19.01

Convertissez :

50 cL = ... L
3 hL= ... L
2 m^3 = ... dm^3 = ... L
3 dm^3 = ... L
56 cm^3 = ... dm^3 = ... L
75 cL = ... L = ... cm^3

QROC 19.02

Convertissez en litres (L) :

48 cc = ... L
24 cm^3 = ... L
15 cL = ... L
60 mm^3 = ... L
87 mL = ... L
1 350 mL = ... L
70 dL = ... L

MÉMO 20 Autres unités

Il s'agit des cuillères, gouttes, UI, chiffres romains, valeurs caloriques.

1 Les cuillères

Utilisées notamment en pédiatrie pour l'administration des thérapeutiques sous forme de sirop ou solution buvable.

Contenances en poids et volume des différentes cuillères

Types de cuillères	Cuillère à café	Cuillère à dessert	Cuillère à soupe
Volume (mL)	5	10	15
Poids pour un soluté aqueux (g)	5	10	15
Poids pour un sirop (g)	7	15	20

2 Les gouttes

Lorsque la prescription précise un débit et que vous utilisez un perfuseur, il faut convertir les mL d'un soluté en gouttes pour régler le débit par unité de temps ; cette conversion dépend du type de perfuseur :

Type de perfuseur	Nombre de gouttes par ml
Perfuseur classique	1 mL = 20 gouttes
Transfuseur	1 mL = 15 gouttes
Métrisette (perfuseur de précision utilisé en pédiatrie)	1 mL = 60 gouttes

Exemple de conversions

Vous disposez d'un perfuseur classique :
1 000 mL = **20 000 gouttes**
500 mL = **10 000 gouttes**
250 mL = **5 000 gouttes**
125 mL = **2 500 gouttes**

Indication du nombre de gouttes : correspondances romain/arabe

Chiffre arabe	1	2	3	4	5	6	7	8	9	10	50	100	500	1 000
Chiffre romain	**I**	**II**	**III**	**IV**	**V**	**VI**	**VII**	**VIII**	**IX**	**X**	**L**	**C**	**D**	**M**

3 Les unités internationales

Notées **UI**, elles sont utilisées pour quantifier des substances médicamenteuses.
La correspondance UI en volume sera spécifique du médicament et sera notée sur l'étiquette du produit.

Exemple

Insuline (attention, toutes les insulines ne sont pas concentrées de la même façon) : 1 mL = 100 UI.
Héparine 1 mL = 50 mg = 5 000 UI.

4 Valeur calorique des nutriments

L'unité est la **kilocalorie (kcal)**.
1 g de glucide = 4 kcal
1 g de protides = 4 kcal
1 g de lipide = 9 kcal

5 Entraînements

QROC 20.01

Le médecin prescrit 20 000 UI d'héparine dosée à 5 000 UI/mL.

Combien de mL d'héparine prenez-vous ?

QROC 20.02

Entraînez-vous à convertir en gouttes en complétant le tableau suivant :

Quantité en mL	Quantité en goutte Perfuseur classique	Quantité en goutte Transfuseur	Quantité en goutte Perfuseur de précision ou métrisette
1 mL	...	...	...
100 mL	...	...	...
75 mL	...	...	...
40 mL	...	...	...

MÉMO

21 Débits

1 Définition

C'est la quantité de liquide ou de gaz écoulée ou fournie par unité de temps.

Exemples

Débit d'oxygène = 3 L/minute
Débit d'un pousse-seringue = 20 mL/heure
Débit d'une perfusion = 100 gouttes/minute

2 Entraînement aux calculs de débits

QROC 21.01

Le médecin prescrit à 18h00 : glucosé 5 %, 1 500 mL / 24 heures. Vous disposez de flacons de 500 mL.

1. **Répartissez les flacons sur 24 heures.**
2. **Calculez ensuite le débit du G 5 % à régler sachant que vous utilisez des perfuseurs classiques.**

QROC 21.02

Le médecin prescrit à 12h00 : AUGMENTIN® IV 1 g × 3 / 24 heures.

1. Répartissez les injections sur 24 heures.
2. Chaque flacon d'AUGMENTIN® 1 g en poudre sera administré sur 30 minutes. Vous disposez de poches de 50 mL de sérum physiologique et d'un perfuseur classique.
   Calculez le débit du perfuseur.

QROC 21.03

Le médecin prescrit à un enfant 70 mL de mannitol 10 % à passer en 30 minutes.

1. **Vous disposez d'un pousse-seringue électrique (PSE). Calculez le débit du PSE en mL/heure.**
2. **Vous disposez d'un perfuseur de précision. Calculez le débit.**

QROC 21.04

La prescription est G 5 % 1 500 mL à passer en 12 heures. **Calculez le débit en gouttes/minute à régler manuellement sur le perfuseur classique.**

QROC 21.05

Le médecin prescrit 125 mL de VOLUVEN® à passer en 30 minutes. **Calculez le débit en mL par heure.**

QROC 21.06

Le médecin prescrit de la CÉFAZOLINE® 1 g à passer dans 100 mL sur une heure.

À quel débit réglez-vous le perfuseur classique ?

MÉMO

22 Concentrations et dilutions

1 Définitions

- **Concentration** : masse d'un corps dissoute dans l'unité de volume d'une solution. Pour les médicaments, il s'agit de la proportion d'un principe actif dans une solution. Elle peut-être exprimée en % ou ‰ ou en unité de masse pour un volume donnée.

Exemples

NAROPÉÏNE® 0,75 %
XYLOCAÏNE® 20 mg/mL

- **Dilution** : accroissement d'une quantité de liquide par adjonction d'une certaine quantité d'eau ou d'un autre liquide.

Exemple

Dilution de 5 mL de morphine dans 45 mL d'EPPI (eau pour préparation injectable), soit 50 mL au total.

Une solution diluée à 10 % de produit actif contient 10 g de produit actif pour 100 g de solution, et comme 1 kg correspond à 1 L, 10 g de produit actif pour 100 mL d'eau.

Exemple

Dans une ampoule de 10 mL de chlorure de potassium à 10 %, il y a 100 g de produit actif.

1 % = 1 g pour 100 mL ou 1 % = 10 mg/mL

- **Solution mère** : solution de base à partir de laquelle on peut réaliser d'autres dilutions ou concentrations. En pédiatrie, il faut diluer la solution mère pour administrer des doses plus faibles avec précision.

Exemples

L'ATROPINE® est présentée sous forme d'ampoule de 0,5 mg dans 1 mL.
La prescription médicale est une injection de 100 µg en IVD.
Je vais diluer la solution mère de façon à obtenir une solution de 100 µg/mL : pour cela j'ajoute 4 mL à ma solution mère.
J'obtiens une solution dosée à 0,5 mg dans 5 mL, ou encore 0,1 mg/mL soit 100 µg/mL (*voir tableau de conversion des unités de masse*).
Je dois donc injecter 1 mL de ma dilution.

2 Quelques concentrations importantes à ne pas confondre

Il existe pour un même produit actif des présentations avec des concentrations différentes. Certains solutés vont être isotoniques alors que d'autres vont être hypertoniques par rapport au plasma, ce qui entraînera des modifications hydro-électrolytiques importantes. En cas d'erreur d'ampoule (comme avec le potassium) liée à une non vérification de la concentration par l'infirmier, les doses majorées pourraient provoquer un **effet indésirable grave**.

Sérum physiologique ou chlorure de sodium **isotonique** : NaCl 0,9 % ou 0,09 ‰.
Chlorure de sodium **hypertonique** à 10 % et 20 %.
Chlorure de potassium 10 %, 15 % et 20 %.
Glucosé isotonique 5 % et hypertoniques 10 %, 20 %, 30 %.
Bicarbonate de sodium 1,4 % et bicarbonate de sodium hypertonique à 4,2 % et 8,4 %.

Dorénavant, les présentations de médicaments doivent explicitement contenir une concentration en unité de masse pour un volume donné.

Exemple

CARBOCAÏNE® 20 mg/mL et non plus 2 %.

Rappels

QSP : « quantité suffisante pour ».

Exemple

Préparation de 200 mg de DOBUTREX® à ramener dans une seringue de QSP 50 mL de G 5 %.

3 Entraînements aux calculs de dilution et de concentration

QROC 22.01

Convertissez :

2 % = ... mg/mL
2 mg/mL = ... %
0,75 % = ... mg/mL
0,75 mg/mL = ... ‰

QROC 22.02

Calculez la concentration de produit actif contenu dans une poche de NaCl hypertonique 20 % 250 mL.

QROC 22.03

Le médecin prescrit 3 g de NaCl dans une perfusion. Vous disposez d'ampoules de NaCl à 10 % de 20 mL.

Combien de mL prélevez-vous ?

QROC 22.04

Le médecin prescrit 200 mg de sulfate de magnésium. Vous disposez d'ampoule de 10 mL à 15 %.

Combien de mL prélevez-vous ?

QROC 22.05

Vous disposez d'un flacon de 20 mL de XYLOCAÏNE® 1 %.
La prescription est : une injection de 6 mg IVD de XYLOCAÏNE®.

Quelle quantité administrez-vous ?

QROC 22.06

Vous disposez d'une ampoule de 1 mL morphine à 100 mg.

Comment obtenez-vous une PCA de 100 mL concentrée à 1 mg/mL ?

QROC 22.07

Vous disposez d'ampoules de 1 mL de 10 mg de morphine.

Comment obtenez-vous une PCA de 100 mL concentrée à 1 mg/mL ?

MÉMO

23 Conseils pour réussir vos calculs de dose

- S'entraîner à effectuer les opérations de multiplications, divisions et conversions.
- Lire attentivement le texte, surligner les mots clés, la consigne, ce qui est précisément attendu (dose, débit, concentration, unité...).
- Ne pas confondre ou modifier les unités, les dosages, la posologie sur 6 heures ou 24 heures, les concentrations : recopier les données du sujet sans se tromper d'unité.
- Utiliser des tableaux de conversion pour éviter les erreurs d'emplacement de zéro ou de virgule.
- Simplifier ses calculs dès que possible pour limiter le risque d'erreur.
- Écrire ses calculs et son raisonnement et se relire.
- S'interroger sur la cohérence du résultat obtenu et vérifier ses calculs en cas de doute.
- Ne jamais oublier de donner un résultat chiffré avec ses unités correspondantes.

MÉMO
24 Exercices d'application

QROC 24.01

Le médecin prescrit à Paul, âgé de 7 mois, pesant 8 kg, de l'ORELOX® *per os* à raison de 8 mg par kg et par jour, à prendre en 2 prises, à 12 heures d'intervalle, matin et soir pendant 8 jours.
Ce médicament se présente sous la forme de flacon de suspension buvable de 100 mL, dosé à 8 mg/mL de produit actif.

1. **Quelle est la dose en mg quotidienne et par prise reçue par Paul ?**
2. **Combien de flacons devez-vous prévoir pour la durée du traitement ?**

QROC 24.02

Léa, 16 mois, pèse 11 kg 500 g et mesure 80 cm. Le pédiatre prescrit du CÉLESTÈNE®, 10 gouttes par kilo et par 24 heures, reparties en 1 prise le matin par voie orale.

1. **Combien de gouttes donnez-vous à Léa à chaque prise ?**
2. **Sachant que 40 gouttes de ce médicament correspondent à 1 mL, combien de mL allez-vous prélever pour obtenir la dose nécessaire pour Léa ?**

QROC 24.03

Shaïma, 5 mois, pèse 5 kg 500 g. Le médecin lui prescrit du CLAMOXYL® en suspension orale, 40 mg par kg de poids, par 24 heures en 4 prises.
Vous disposez d'un doseur : 1 dose = 5 mL = 250 mg.

1. **Quelle est la dose du CLAMOXYL® en mg pour chaque prise ?**
2. **Quelle quantité, en mL, donnerez-vous à Shaïma, à chaque prise ?**

QROC 24.04

Sachant que la posologie du paracétamol est de 30 mg/kg/jour. La posologie est à répartir toutes les 8 heures.

Combien peut-on donner de paracétamol en une dose, à un enfant de 26 kg se présentant aux urgences pédiatriques pour hyperthermie ?

QROC 24.05

Julien, 2 ans, 11 kg, doit prendre 2 fois par jour de la DÉPAKINE®, à raison de 30 mg/kg/jour.
La DÉPAKINE® en solution buvable est dosée à 200 mg/mL.

Combien Julien devra-t-il prendre de DÉPAKINE® à chaque prise (en mg et en mL) ?

QROC 24.06

Matéo, âgé de 21 mois, présente des convulsions. Il pèse 12 kg.
Le médecin prescrit du VALIUM® par voie intra-rectale.
La dose est de 0,5 mg/kg.
Le médicament se présente sous forme d'ampoule de 10 mg pour 2 mL.

1. **Quelle est la dose à administrer ?**
2. **Quelle quantité, en mL, prélèverez-vous ?**

QROC 24.07

Sébastien doit recevoir 600 mg de ROCEPHINE® par voie intra-musculaire.
La ROCEPHINE® se présente sous forme de flacon de 1 g avec une ampoule de dilution de 3,5 mL de XYLOCAÏNE®.

Quelle quantité de ROCEPHINE® en mL devrez-vous injecter à Sébastien ?

QROC 24.08

Vous devez préparer 75 mg de CLAMOXYL® IV sachant qu'il se présente dans un flacon de 500 mg avec une ampoule de solvant de 10 mL.

Quelle quantité, en mL, prélèverez-vous ?

QROC 24.09

Camille, âgée de 3 ans, pèse 14 kg 800 g. Le médecin lui prescrit de la ROCEPHINE® par voie intraveineuse lente sur 30 minutes.
La dose est de 50 mg/kg en une seule dose par 24 heures.

La ROCEPHINE® se présente sous forme de flacon de 1 g avec une ampoule de solvant de 10 mL.

1. **Quelle est la dose de ROCEPHINE® en mg dont a besoin Camille ?**
2. **Quelle quantité, en mL, prélèverez-vous ?**
3. **Vous allez utiliser un pousse-seringue pour injecter le médicament. Calculez le débit selon votre dilution.**

QROC 24.10

Vous devez injecter 400 mg de CLAFORAN® diluée dans 20 mL de sérum physiologique en intraveineuse lente sur 20 minutes en seringue électrique.

Calculez le débit du PSE.

25 Exercices d'application

QROC 25.01

Vous devez passer 300 mg de PERFALGAN® en intraveineuse lente sur 20 minutes.
Le médicament se présente sous forme d'un flacon de 500 mg pour 50 mL.

1. **Quelle quantité, en mL, prélèverez-vous ?**
2. **Quel débit mettrez-vous sachant que vous avez une métrisette à disposition ?**

QROC 25.02

Louka, âgé de 22 mois, pèse 10 kg 500 g. Il présente une déshydratation aiguë.
Le médecin lui prescrit une perfusion de sérum physiologique 0,09 % en bolus, 210 mL à passer en 20 min.

1. **Quel débit en mL/heure allez-vous programmer sur la pompe ?**
2. Le médecin prescrit ensuite une perfusion de P4G5. Le débit est de 100 mL/kg/24 heures.
   Vous devez rajouter dans la perfusion :
   - NaCl 1 g par litre ;
   - KCl 1,5 g par litre.

   Vous disposez de poches de 500 mL de P4G5, d'ampoules de NaCl 10 % de 10 mL et de KCl 10 % de 10 mL.
   Quelle quantité de NaCl 10 % et de KCl 10 % allez-vous ajouter ?
3. **Calculez le débit que vous allez programmer sur la pompe en mL/heure.**

QROC 25.03

Le médecin prescrit 40 mg/kg/jour d'AMIKLIN® à passer en 24 heures en IVSE (à préparer dans une seringue de 48 mL) pour un patient pesant 87,5 kg.

Vous disposez de flacons de 500 mg en poudre présentés avec 5 mL de solvant par flacon, ainsi que des ampoules de 10 mL et 20 mL de sérum physiologique.

Indiquez votre préparation et débit de PSE.

QROC 25.04

Le médecin prescrit du CLAMOXYL® 3 g/24 heures à administrer en continu au PSE. Le CLAMOXYL® se présente sous forme de flacon de poudre de 1 g avec des ampoules de solvant de 5 mL. Ce produit n'est pas stable une fois reconstitué et chaque seringue doit être changée toutes les 8 heures.

Indiquez votre préparation et débit de PSE.

QROC 25.05

Le médecin prescrit une perfusion de 3 litres de G 5 %/24 heures
+ 4 g de NaCl (vous disposez d'ampoules de 10 mL à 20 %) ;
+ 1,5 g de KCl (vous disposez d'ampoules de 10 mL à 10 %) ;
+ Vitamines B1 500 mg (vous disposez d'ampoules de 250 mg/5 mL) ;
+ Vitamines B6 500 mg (vous disposez d'ampoules de 5 mL à 5 %).
Planifiez votre réanimation. La réanimation débutera à 10H00. Vous disposez de poches de G 5 % de 1 000 mL et 500 mL.

Indiquez le volume en mL d'électrolytes et vitamines à ajouter aux poches de G 5 %.

QROC 25.06

Le médecin prescrit 1 000 mg de DÉPAKINE® IV au PSE par 24 heures, à diluer dans une seringue ramenée à 48 mL dans du G 5 %. Le médicament se présente sous la forme de flacon de lyophilisat de 400 mg et 4 mL de solvant.

Indiquez votre préparation et débit de PSE.

QROC 25.07

Monsieur H. pèse 90 kg. Le médecin prescrit 500 UI/kg/24 heure d'héparine au PSE. Vous disposez de flacons de 5 mL d'héparine concentrés à 5 000 UI/mL.

1. **Quel est le volume d'héparine nécessaire pour 24 heures ?**
2. Sachant que le QSP (sérum physiologique) est de 48 mL et la vitesse de programmation de 6 mL/heure, **déduisez-en :**
   - **le nombre de seringues à planifier sur 24 heures ;**
   - **le nombre d'unités à mettre dans chaque SE ;**
   - **le volume de sérum physiologique à rajouter pour chaque seringue.**

QROC 25.08

Le médecin a prescrit un traitement de 20 000 UI d'héparine (vous disposez d'ampoules concentrées à 5 000 UI/mL) au PSE sur 24 heures.

1. Mettez en œuvre cette prescription selon le protocole qui prévoit des seringues QSP 24 mL de sérum physiologique à faire passer sur 12 heures.
2. Compte tenu du résultat de TCA, le médecin change la prescription et diminue la dose à 15 000 UI/24 heures.
Indiquez comment appliquer ce changement de prescription sans changer la seringue en cours.

QROC 25.09

Lors d'un examen comportant des risques de troubles du rythme cardiaque, le médecin vous demande de préparer une seringue de XYLOCAÏNE® de 100 mg.
Vous disposez d'un flacon de 20 mL de XYLOCAÏNE® à 1 %.

Quel volume de XYLOCAÏNE® allez-vous prélever ?

QROC 25.10

Le médecin prescrit du G 30 % IV au PSE : 3 g en 15 minutes, puis 3 g en 2 heures.

Calculez le débit des 2 seringues sachant que vous disposez d'ampoules de G 30 % de 10 mL qui ne seront pas diluées.

MÉMO

26 Exercices d'application

QROC 26.01

Le médecin prescrit : morphine 40 mg/24 heures en IVL au PSE. Vous disposez d'ampoules de 1 mL dosées à 10 mg/mL. Le protocole de service prévoit des seringues QSP d'EPPI de 24 mL/24 heures.

Indiquez votre préparation et débit de seringue.

QROC 26.02

Le médecin prescrit un PSE de morphine avec le protocole suivant :
- EVA < 4 : morphine 1 mg/heure ;
- $4 \leqslant$ EVA $\leqslant 7$: morphine 3 mg/heure ;
- $7 \leqslant$ EVA $\leqslant 8$: morphine 4 mg/heure ;
- EVA $\geqslant 8$: morphine 5 mg/heure.

Vous disposez d'ampoules de morphine de 5 mL avec 50 mg de produit actif.

Préparez une seringue qui vous permettra d'ajuster le débit à l'EVA sans changement de dilution. Indiquez le débit pour une EVA à 10, puis à 6 et enfin à 3.

QROC 26.03

Vous devez mettre en œuvre une prescription de SUFENTA® 10 µg/heure au PSE. Les habitudes de service sont de placer ce médicament dans des seringues QSP de 50 mL avec de l'EPPI. Vous disposez d'une ampoule de 5 mL contenant 250 µg de produit actif.

Indiquez votre préparation et débit de PSE.

QROC 26.04

Vous devez mettre en œuvre une prescription d'HYPNOVEL® à 5 mg/heure.
Vous disposez d'ampoules de 10 mL pour 50 mg.
Les habitudes de service sont de placer ce médicament dans des seringues QSP de 50 mL avec de l'EPPI.

Indiquez votre préparation et débit de PSE.

QROC 26.05

Vous devez mettre en œuvre une prescription de DOBUTREX® 5 µg/kg/minute en IV au PSE pour un patient de 80 kg. La posologie sera adaptée à l'état hémodynamique.

Vous disposez d'ampoules de 250 mg/20 mL.
Le protocole prévoit une préparation à diluer dans 50 mL de G 5 % ou NaCl 0,9 %.

Indiquez votre préparation et débit de PSE.

QROC 26.06

Vous devez mettre en œuvre une prescription de noradrénaline 0,2 µg/kg/minute en IV au PSE pour un patient pesant 80 kg.
La posologie sera adaptée à l'état hémodynamique.
Vous disposez d'ampoules de 8 mg/4 mL.
Le protocole prévoit une dilution dans 50 mL de G 5 % ou NaCL 0,9 %.

Indiquez votre préparation et débit de PSE.

QROC 26.07

Vous disposez d'une bouteille d'O_2 d'une capacité de 5 L.
Son manomètre indique une pression de 200 bars.

De quel volume d'utilisation disposez-vous ?

QROC 26.08

Vous disposez d'une bouteille d'O_2 d'une capacité de 5 L.
Son manomètre indique une pression de 130 bars.
Votre patient reçoit 6 L/minute au masque d'oxygène.

Combien de temps pouvez-vous oxygéner ce patient avec la bouteille d'O_2 ?

QROC 26.09

Vous disposez d'une bouteille d'O_2 d'une capacité de 5 L.
Son manomètre indique une pression de 150 bars.
Vous devez transporter ce patient en ambulance.
Il est ventilé artificiellement de la façon suivante :
- ventilation contrôlée ;
- volume courant : 500 mL ;
- fréquence : 12 cycles par minute ;
- FiO_2 : 100 %

De combien de litres d'O_2 disposez-vous ?

Sachant que le respirateur consomme 2 L/minute de gaz moteur, combien de temps pouvez-vous ventiler ce patient avec la bouteille d'O_2 ?
(Attention à la marge de 10 % de sécurité.)

QROC 26.10

Calculez le débit en mL/heure puis en goutte/minute d'une perfusion d'ACUPAN® à passer en 30 minutes.

Le produit se présente en ampoule de 2 mL/20 mg à diluer dans une poche de 100 mL de sérum physiologique.

MÉMO

27 Exercices d'application

QROC 27.01

Un patient, de retour de bloc, arrive dans le service de chirurgie à 14h00.
La prescription indique :
PERFALGAN® IVL/1 heure, 1 g × 4/24 heures en systématique.
Le PERFALGAN® se présente dans un flacon de 100 mL prêt à être utilisé.
Vous disposez d'un perfuseur classique.

Planifiez et calculez le débit de perfusion.

QROC 27.02

Le médecin prescrit une chimiothérapie sur chambre implantable à un patient présentant un adénocarcinome digestif.

1. 5-FU (Fluorouracyl) 1,5 g/24 heures en IVSE sur 3 jours.
   Vous disposez de flacons de 250 mg/5 mL.
   Indiquez comment vous préparez la seringue à diluer dans une seringue ramenée à 48 mL de NaCl 0,9 % ainsi que la vitesse de programmation du PSE.
2. CISPLATYL® 30 mg dans 250 mL de NaCl 0,9 % à passer sur une heure ce jour.
   Vous disposez de flacons de CISPLATYL® dosé à 50 mg/50 mL et de pochons de 250 mL de NaCl 0,9 %.
   Indiquez votre préparation et le débit du perfuseur.

QROC 27.03

Le médecin prescrit, en plus de la chimiothérapie, le traitement antiémétique suivant : DROLEPTAN® 1 mg en IVL dans un pochon de NaCl 0,9 % 50 mL à passer en une heure.
Vous disposez d'ampoules de 1 mL contenant 2,5 mg de produit.

Indiquez votre préparation et le débit du perfuseur.

QROC 27.04

Le médecin prescrit en plus de la chimiothérapie une transfusion de 1 culot globulaire à passer en 2 heures sur voie périphérique afin de corriger une anémie à 7 g/dL.
Le CG a un volume de 300 mL.

Calculez le débit en gouttes/minute du transfuseur.

QROC 27.05

Le médecin vous prescrit pour un patient présentant une tachycardie sinusale :

- CORDARONE® 750 mg/24 heures au PSE à un débit de 1 mL/heure. Vous disposez d'ampoules de 3 mL dosées à 150 mg et d'ampoules de G 5 % de 10 mL.
- TILDIEM® 200 mg/24 heures à diluer dans du G 5 % à un débit de 1 mL/heure. Vous disposez de flacons de poudre de 25 mg TILDIEM® à diluer dans 2 mL d'EPPI.

Indiquez votre préparation et débits de PSE.

QROC 27.06

Le médecin prescrit une réhydratation parentérale sur voie périphérique pour une personne âgée de 87 ans devant des signes de déshydratation avec désorientation temporo-spatiale : glucosé 5 % 2 000 mL/24 heures avec 2 g de NaCl et 2 g de KCl par litre.
Vous disposez d'ampoules d'électrolytes de 10 mL concentrées à 10 % et de flacons de 1 L de G 5 %.
La perfusion débutera à 6h00 ce jour.

Indiquez votre préparation en faisant apparaître vos calculs ainsi que vos débits et planification.

QROC 27.07

Le médecin prescrit à 10h00 pour Madame Dupond une perfusion de glucosé à 2,5 % 1,5 L/24 heures et un bicarbonate de sodium à 1,4 % : 1 L/24 heures.
Vous disposez de poches de 500 mL, de 1 L de G 2,5 % et d'un flacon de 500 mL de bicarbonate de sodium à 1,4 %.

1. **Établissez une planification sur 24 heures.**
2. **Calculez le débit en gouttes par minute du glucosé à 2,5 %.**
3. **Calculez le débit en gouttes par minute du bicarbonate de sodium à 1,4 %.**

QROC 27.08

Le médecin prescrit une seringue électrique d'insuline ACTRAPID® : 3 UI/heure en continu à la seringue électrique.
Sachant qu'un flacon de 10 mL d'insuline ACTRAPID® est dosé à 100 UI/mL :

1. **Quelle quantité d'ACTRAPID® en mL est nécessaire pour 24 heures ?**
2. **À quelle vitesse en mL par heure doit être réglée la seringue électrique pour une dose d'ACTRAPID® de 3 UI/heure ?**
3. **Avec combien de mL de NaCl à 0,9 % complétez-vous la seringue électrique d'ACTRAPID® ?**
4. Le médecin prescrit à 20h00 une diminution de l'ACTRAPID® à 2 UI/heure en continu à la seringue électrique.
   Que faites-vous pour la prescription de 20h00 ?

QROC 27.09

Monsieur Gérard est hospitalisé en soins intensifs de cardiologie pour un infarctus du myocarde à 14h00.
Le médecin prescrit une perfusion de G 5 % 500 mL/24 heures, auxquels sont ajoutés 2 g de KCL à 10 %. Une seringue électrique d'héparine CHOAY® : 7 000 UI/12 heures.

1. **Planifiez la prescription sur 24 heures.**
2. **Calculez le débit en gouttes par minute du glucosé 5 %.**

3. **Calculez en mL la quantité de KCL à ajouter dans la perfusion, sachant qu'une ampoule de 10 mL de solution de KCL est dosée à 10 %.**
4. **Sachant qu'un flacon de 5 mL d'héparine contient 25 000 UI, combien de mL d'héparine devez-vous prélever ? Comment préparez-vous la seringue électrique ?**

   Concernant l'héparine CHOAY® :
   - 1 mL = 5 000 UI ou 50 mg ;
   - 1 mg est équivalent à 100 UI (dans certains services les prescriptions peuvent être effectuées en milligrammes).

QROC 27.10

Une perfusion de 500 mL de chlorure de sodium à 0,9 % doit passer en 12 heures par pompe volumétrique : 300 mL les 3 premières heures et le reste pendant les 9 heures suivantes.

Calculez le débit de la perfusion pendant les 3 premières heures et pendant les 9 heures suivantes (débit en mL/heure).

Exercices d'application

QROC 28.01

Vous avez une prescription de TAZOCILLINE® 4 g (antibiotique, famille des bêtalactamines) 3 fois par jour à faire passer dans un sérum physiologique à 0,9 % en 30 minutes.

Vous disposez pour ce faire :

- des flacons de poudre pour perfusion IV dosés à 4 g ;
- d'ampoules de solvant de 10 mL ;
- des poches de sérum physiologique à 0,9 % de 100 mL.

À quelle fréquence passez-vous l'antibiotique et à quel débit ?

QROC 28.02

Un patient doit avoir une pose de pacemaker. Le médecin prescrit en prophylaxie un antibiotique le KEFANDOL® (CEFAZOLINE®) 2 g en 30 minutes dans 100 cc de G 5 % à poser 1 heure avant le départ au bloc opératoire.

Vous disposez :

- de flacons de poudre pour perfusion IV de KEFANDOL® dosés à 1 g ;
- d'ampoules de solvant de 10 mL ;
- de poches de G 5 % de 100 mL.

1. **Calculez le volume total de la perfusion.**
2. **Calculez le débit de la perfusion.**

QROC 28.03

Un patient présente un ulcère de l'estomac. Le médecin prescrit une perfusion d'INEXIUM® de 8 mg par heure en continu.

Vous disposez :

- de flacons d'INEXIUM® de 40 mg en poudre ;
- de G 5 % en poche de 50 mL.

Combien de quantité d'INEXIUM® allez-vous prélever ? Dans quel volume ? Quelle sera la vitesse de la seringue électrique ?

QROC 28.04

Monsieur Albert présente une anémie avec 7 g d'hémoglobine par litre de sang. Le médecin prescrit 2 concentrés globulaires de 250 mL à faire passer :

- le premier en 1 heure ;
- le deuxième en 1 heure 30 minutes.

À quel débit, en gouttes par minute, réglez-vous la transfusion pour le premier concentré et le deuxième concentré ?

QROC 28.05

Le médecin prescrit pour Madame Just, entrée pour embolie pulmonaire : HÉPARINE CHOAY® 20 000 UI/24 heures au pousse-seringue électrique.
Principe actif/ampoule d'héparine de 5 mL à 25 000 UI/mL.
Solvant : sérum physiologique en poche de 50 mL.

Préparez la seringue de façon à obtenir une vitesse au PSE de 2 mL/heure.

QROC 28.06

Monsieur Grant entre dans le service en grande déshydratation. Le médecin vous demande de répartir : 1,5 L/24 heures de chlorure de sodium à 0,9 %.
Vous disposez de poches de 1 L et de 500 mL.

Répartissez les solutés sur 24 heures en gouttes/minute pour chaque poche posée.

QROC 28.07

Madame Lilas entre ce jour en cardiologie pour poussée hypertensive.
Le médecin prescrit du LOXEN® 48 mg/24 heures.
Vous disposez d'ampoules de LOXEN® 10 mg/10 mL.

Préparez la seringue et calculez le débit de perfusion en mL/heure au PSE.

QROC 28.08

Le médecin prescrit pour Monsieur Fremont qui se trouve en hypokaliémie : chlorure de potassium 4 g en 6 heures au PSE. Vous disposez d'ampoules de KCL 10 mL à 10 %.

De combien d'ampoules avez-vous besoin pour préparer la seringue ? Calculez son débit en mL/h.

QROC 28.09

Monsieur Amont, âgé de 30 ans, est entré ce jour en réanimation pour choc septique. Intubé, sédaté, une instabilité hémodynamique nécessite la prescription d'adrénaline (stimulant cardiaque) en seringue électrique : 3,2 mg/heure.
Vous disposez d'adrénaline en ampoules de 5 mL dosées à 5 mg.
Seringue d'adrénaline : vous devez réaliser une seringue de 50 mL à la concentration suivante : 1 mg/mL.

Calculez le nombre d'ampoules d'adrénaline nécessaires et le débit en mL/heure.

QROC 28.10

Monsieur Dumont, insulinodépendant, est admis en cardiologie pour infarctus du myocarde. À son arrivée, vous faites un contrôle de sa glycémie qui révèle qu'elle est de 3 g/L. Vous prévenez l'interne qui vous prescrit : ACTRAPID® 6 UI/heure en IVSE.

Comment vous y prenez-vous pour préparer cette seringue ?

MÉMO

29 Exercices d'application

QROC 29.01

Vous êtes infirmier(e) en service d'urgence, le médecin vous demande de préparer très rapidement 6 γ/kg/minute de dobutamine (cathécolamine de la classe des sympathomimétiques) pour un patient en état de choc cardiogénique. Son poids est de 80 kg.

La dobutamine est délivrée en milieu hospitalier en flacon de 250 mg/20 mL.

Vous suivez le protocole suivant : vous prenez le poids du patient que vous multipliez par 3, cela vous donne le nombre de mg à prélever.

Comment préparez-vous le produit, et comment allez-vous l'administrer ?

QROC 29.02

Madame Germain, 70 ans, entre le 5 mai à 8h00 au service de cardiologie où vous travaillez, via les urgences, pour la prise en charge d'un OAP dans le contexte d'une poussée hypertensive.

Madame Germain est retraitée de la fonction publique hospitalière.

Dans ses antécédents médico-chirurgicaux, on retrouve particulièrement :

- une HTA traitée par RENITEC® (énalapril – Inhibiteur de l'enzyme de conversion) depuis 1999 (prise +/– régulière) ;
- un diabète de type II (de découverte fortuite) traité GLUCOPHAGE® en 2006.

La prescription médicale est la suivante :

- pose d'une perfusion + sérum glucosé 500 mL/24 heures ;
- LASILIX® (furosémide – diurétique de l'anse) IVD 80 mg × 2/24 heures ;
- RISORDAN® (dinitrate d'isosorbide – dérivé nitré) : 4 mg/heure en PSE ;
- LOVENOX® 0,4 (énoxaparine – HBPM) : 1 injection sous-cutanée le soir.

Madame Germain présente une glycémie à 3,5 g/L et une kaliémie à 4 mmol/L.

Un protocole diabète est mis en place afin d'obtenir un contrôle glycémique moyen pendant les 48 premières heures et qui consiste à :

- l'arrêt du traitement antidiabétique habituel et régime diabétique ;
- 2 ampoules de G 30 % à proximité ;
- perfusion de G 5 % 1 000 mL/24 heures + 4 g KCL/24 heures sauf si kaliémie > à 5 mmol/L ;
- PSE d'insuline : 50 UI d'insuline rapide dans 50 mL de sérum physiologique ; débuter selon protocole ci-dessous et adapter à chaque glycémie capillaire.

Glycémie (g/L)	Vitesse (UI/heure-mL/heure)
> 4	5
> 3 et < 4	4
> 2 et < 3	3
> 1,50 et < 2	2
> 1,20 et < 1,50	1
> 0,90 et < 1,20	0,5
0,90	STOP - GC à 15 minutes puis toutes les heures. Reprise dès que GC > 1,20 g/L

- O_2 au masque haut concentration 8 L/minute.

1. Vous disposez d'ampoules de RISORDAN® de 10 mL dosées à 10 mg. Les seringues sont préparées avec un volume total de 24 mL et pour une durée de 12 heures.
   Calculez pour la seringue électrique (en faisant apparaître le raisonnement mathématique) :
   - **le volume en mL de RISORDAN® nécessaire ;**
   - **le volume en mL de complément de chaque dilution ;**
   - **le débit en mL/heure.**
2. **Calculez le débit de la perfusion de base.**
3. **Pensez-vous mettre le protocole insuline en route ?**
   Dans l'affirmative, à quelle vitesse adaptez-vous votre seringue ?
   Quel est l'intérêt de disposer de 2 ampoules de G 30 % à proximité ?
   Une heure après la mise en route de la seringue, votre patiente présente une glycémie à 0,80 g/L. Que faites-vous ?

4. **En vous référant aux données de la prescription, planifiez sous forme de tableau l'administration de la thérapeutique prescrite.**

QROC 29.03

Vous disposez d'ampoules de KCl de 10 mL à 10 %.

Combien d'ampoules devrez-vous utiliser pour obtenir 3 g de KCl ?

QROC 29.04

Combien de grammes de glucose sont contenus dans une ampoule de 10 mL à 30 % ?

QROC 29.05

Il est prescrit d'ajouter à une perfusion 3 g de NaCl, 1,5 g de KCl et un flacon de DECAN®.
Vous disposez d'ampoules de NaCl de 20 mL dosées à 20 %, d'ampoules de KCl de 10 mL dosées à 10 % et de flacon de DECAN® de 40 mL.

Quel volume, en mL, de NaCl et de KCl vous faut-il ajouter ?
Quel volume d'électrolytes allez-vous ajouter au total dans la perfusion ?

QROC 29.06

Il est prescrit une antibiothérapie à base de 1 g d'érythromycine, 3 fois par 24 heures en IVD lente (1 heure). Vous disposez de flacons d'1 g d'érythromycine à diluer dans 50 mL de sérum physiologique.

Quel sera le débit de perfusion pour une solution d'1 g d'érythromycine (en gouttes/minute) ?

QROC 29.07

Il est prescrit pour 8h00 un traitement antalgique de 3 g de PERFALGAN® en 3 fois par 24 heures. Vous disposez de flacon de 1 g/50 mL de PERFALGAN® à passer en 30 minutes.

Calculez le débit (en gouttes/minute) et planifiez le traitement sur la journée.

QROC 29.08

Vous devez appliquer la prescription suivante : 1 000 mL de glucose 2,5 % comportant 4 g de KCl, 4 g de magnésium, 1 000 mg de vitamine B6, 200 mg de vitamine B1, 500 mg de vitamine PP par 24 heures.
Vous disposez de :
- poches de 500 mL de glucose 2,5 % ;
- ampoules de KCl de 10 mL à 10 % ;
- ampoules de magnésium de 10 mL à 10 % ;
- ampoules de vitamine B6 de 250 mg/5 mL ;
- ampoules de vitamine B1 de 100 mg/2 mL ;
- ampoules de vitamine PP de 100 mg/2 mL.

1. **Calculez le volume en mL et le nombre d'ampoules à utiliser d'électrolytes.**
2. **Calculez le débit en mL/heure de la perfusion.**
3. **Planifiez la perfusion sur 24 heures.**

QROC 29.09

Face à une crise d'agitation aux urgences, le médecin prescrit un traitement intramusculaire par loxapine (LOXAPAC®) 200 mg et midazolam (HYPNOVEL®) 5 mg.

Indiquez les volumes de chaque médicament à injecter en intramusculaire sachant que vous disposez d'ampoules de LOXAPAC® de 50 mg/2 mL et d'ampoules d'HYPNOVEL® de 5 mL concentré à 1 mg/mL.

QROC 29.10

Une patiente présente les signes d'un œdème aigu pulmonaire. Le médecin urgentiste prescrit de la furosémide (LASILIX®) 40 mg en IVD et des bolus IV de dinitrate d'isosorbide (RISORDAN®) 3 mg/5 minutes.

Indiquez les volumes à injecter de chaque médicament sachant que vous disposez d'ampoules de LASILIX® de 20 mg/2 mL et d'ampoules de RISORDAN® à 10 mg/10 mL.

MÉMO

30 Exercices d'application

QROC 30.01

Devant un syndrome septique, le médecin urgentiste prescrit un traitement antibiotique par :
- AUGMENTIN® 1,5 g/24 heures IVL (50 mL sur une heure), 3 fois par jour. Vous disposez de flacons de poudre à reconstituer de 500 mg et de 1 g ;
- gentamicine 280 mg/24 heures en une fois en IVL (50 mL sur deux heures). Vous disposez d'ampoules de 10 mg/1 mL, de 40 mg/2 mL, de 80 mg/2 mL et de 160 mg/2 mL.

Indiquez votre préparation ainsi que les débits des perfuseurs pour cette prescription. Précisez votre planification pour l'AUGMENTIN®, sachant que la 1re injection aura lieu à 3H00 du matin.

QROC 30.02

Afin de réaliser une analgésie locorégionale dans le cadre d'une fracture tibiale, le médecin anesthésiste réanimateur vous demande de préparer un flacon de 20 mL de NAROPEINE® 7,5 mg/mL et un autre de 20 mL à 2 mg/mL.
Il prépare deux seringues de 20 mL comprenant la moitié du flacon concentré à 7,5 mg/mL et la moitié du flacon de 2 mg/mL. Il injecte 30 mL de produit.

Calculez la concentration des seringues préparées par le médecin. Indiquez la dose injectée.

QROC 30.03

Un diagnostic d'hémorragie interne liée à une grossesse extra-utérine rompue a été posé. Le médecin réanimateur prescrit :
- 2 concentrés plaquettaires (50 mL/concentré) à perfuser avec un transfuseur à un débit de 10 mL/minute ;
- 4 plasmas frais congelés (poche de 200 mL) en alternance avec des culots globulaires, à perfuser sur une heure chacun avec un transfuseur ;
- de la dopamine en PSE : 250 mg dans 50 mL de G 5 % à un débit de 5 mL/heure.

1. Calculez les débits en gouttes/minute des produits sanguins labiles.
2. La patiente pèse 60 kg : combien reçoit-elle de dopamine en γ/kg/minute ?

QROC 30.04

Monsieur ROSIER est hospitalisé en chirurgie digestive. Sa prise en charge postopératoire implique la pose d'une sonde naso-gastrique en aspiration douce (réglée à - 30 cmH_2O).
À 14H00, la prescription médicale est la suivante :
- aspiration digestive : surveillance et quantification/3 heures.
- compensation volume par volume au-delà de 400 mL avec du Ringer lactate.

La quantification des pertes digestives relevée entre 14h00 et 5h00 est la suivante :

Horaire	14h00	17h00	20h00	23h00	2h00	5h00
Volume de recueil	0 mL	150 mL	60 mL	180 mL	170 mL	100 mL

1. Indiquez le volume des pertes digestives à 23h00.
2. Calculez le volume de compensation administré à 2h00.
3. Calculez le volume de compensation administré à 5h00.
4. Calculez le débit de la compensation en Ringer lactate à 5h00.

QROC 30.05

Madame LANTIERY, 24 ans, est hospitalisée en réanimation pour polytraumatisme consécutif à un accident de la voie publique. Elle pèse 52 kg.
Dans le cadre de sa prise en charge, une prescription de dopamine : 3,5 γ/kg/minute en pousse-seringue électrique est indiquée.
Au cours de la journée, devant la chute brutale de la tension artérielle de Madame LANTIERY, le médecin modifie la prescription de dopamine : 5 γ/kg/minute en pousse-seringue électrique.
Vous devez préparer une seringue de 50 mL contenant 200 mg de dopamine.

Vous disposez d'ampoules de dopamine dosées à 200 mg/5 mL et d'ampoules de sérum physiologique de 20 mL.

1. Calculez la quantité de dopamine à administrer pendant la première heure.
2. Calculez le volume de dopamine correspondant.
3. Calculez le débit du PSE.
4. Calculez la dose de dopamine à administrer sur 24 heures après la modification de la prescription médicale.

Les résultats en milligramme et en microgramme sont attendus.

QROC 30.06

Madame DA CUNHA, 43 ans pour 53 kg, est hospitalisée après l'incendie de son domicile dans un centre de grands brûlés. Les brûlures sont de 3e degré et de 2e degré profond et représentent 35 % de la surface corporelle.
Dans le cas d'un adulte, en vue de remplacer les pertes liquidiennes induites, le volume à perfuser s'appuie sur la règle d'Evans qui suit :
2 mL/kg/ % SC (surface corporelle brûlée)/24 heures.
+ 2 000 mL de G 5 %/24 heures de besoin de base (pertes insensibles).

1. **En sachant que le patient à déjà reçu 1 900 mL de Ringer lactate dans les 8 premières heures, calculez le volume restant à passer dans les 16 heures qui suivent.**
2. **Calculez les débits de la perfusion de Ringer lactate sur les 8 premières puis les 16 heures suivantes. Les débits sont demandés en mL/heure.**

QROC 30.07

Suite à un polytraumatisme en ski, François, 18 ans, 71 kg, est opéré en urgence.
Un protocole de titration par morphine est mis en place en salle de surveillance post-interventionnelle (SSPI) avant son passage en salle.
Le protocole de service est le suivant :

- Pendant la titration :
  Surveillance :

  Échelle visuelle analogique (EVA)
  Échelle de sédation (EDS)
  Fréquence respiratoire (FR)
  } *Toutes les 10 minutes*

- EVA > 30 mm → 3 mg de morphine IV/5 minutes.
- Arrêt titration si EVA < 30 mm et/ou EDS > 1 et/ou FR < 10/minute.

La dose de charge initiale est de 0,15 mg/kg.
La préparation de la seringue doit se faire de façon à obtenir une concentration de 1 mg/mL.
Vous disposez d'ampoules de chlorhydrate de morphine dosées à 10 mg/mL.
Vous devez préparer une seringue de 10 mL.

1. **Expliquez la préparation de votre seringue.**
2. **Calculez la dose initiale de morphine que vous allez injecter à François.**

QROC 30.08

Monsieur PEREIRA, 42 ans, est hospitalisé en unité de soins intensifs de cardiologie pour la prise en charge d'un infarctus du myocarde.
Dans les éléments de la prescription médicale on retrouve :
Héparine (anticoagulant) : 24 000 UI sur 24 heures en seringue électrique.
Vous devez répartir le tout sur deux seringues.
Vous disposez de flacons d'héparine dosés à 25 000 UI/5 mL.

1. **Expliquez la préparation de chaque seringue (sans tenir compte du prolongateur).**
2. **Calculez la vitesse de chaque seringue.**

QROC 30.09

Dans le cadre de la prise en charge d'une patiente hospitalisée pour colique néphrétique, vous devez préparer une perfusion de PROFENID® (AINS, kétoprofène = antalgique et anti-inflammatoire) à partir de la prescription médicale suivante :
PROFENID® 100 mg sur 20 minutes.
Vous disposez d'ampoules de PROFENID® dosées à 100 mg et d'ampoules de 10 mL d'eau pour préparation injectable.
Des poches de 100, 250, 500 mL de sérum physiologique et de glucose 5 % et 30 % sont présentes dans votre poste de soins.

1. **Expliquez la préparation de la perfusion.**
2. **Calculez le débit de la perfusion en gouttes/minute.**

QROC 30.10

Lubin, 18 mois, est hospitalisé pour diarrhées profuses avec vomissements évoluant depuis 3 jours.

À son arrivée, l'examen clinique relève une température à 38,9 °C avec un pouls à 125 battements/minute.

Le pli cutané abdominal est persistant, alors que son poids est de 11,200 kg contre 12,400 kg il y a trois semaines environ.

Le diagnostic de déshydratation aiguë est alors posé par le médecin.

Les éléments de prescription retrouvent :

- une perfusion de soluté B 27 (G 5 % + 2 g NaCl + 1,5 KCl + 1 g gluconate de sodium + 5 g $MgCl_2$) 1 300 mL/24 heures (dont 400 mL à passer les 6 premières heures) à la pompe volumétrique ;
- une perfusion de PRODAFALGAN® : 240 mg × 4/24 heures à passer en 20 minutes à la seringue électrique.

Vous disposez de flacons de 1 g/5 mL de solvant.

Le protocole de service indique que le volume total de la seringue est de 8 mL, à compléter avec du G 5 %.

1. **Calculez le débit de la pompe volumétrique pendant les 24 premières heures.**
2. **Expliquez la préparation de la seringue électrique de PRODAFALGAN®.**
3. **Calculez la vitesse de cette seringue.**

MÉMO

31 Exercices d'application

QROC 31.01

Vous êtes infirmier en service de diabétologie. Le médecin prescrit à Madame Céleste, 67 ans, diabétique de type 1, de l'insuline ACTRAPID® en pousse-seringue électrique. Le protocole est le suivant :

Glycémie < 0,80 g/L	Arrêt du PSE
Glycémie 0,8 à 1,20 g/L	0,5 UI/heure
Glycémie 1,21 à 1,60 g/L	1 UI/heure
Glycémie 1,61 à 2,20 g/L	2 UI/heure
Glycémie 2,21 à 2,60 g/L	3 UI/heure
Glycémie 2,61 à 3,20 g/L	4 UI/heure
Glycémie > 3,20 g/L	5 UI/heure

Vous disposez de flacons d'ACTRAPID® de 10 mL avec 1 000 UI de produit actif.

1. **Expliquez comment vous préparez votre seringue de 50 mL d'ACTRAPID® pour obtenir la dilution suivante : 1 UI = 1 mL.**
2. **Madame Céleste, a une glycémie à 1,70 g/L à 8h00. Quel débit devez-vous régler sur la seringue électrique ?**

QROC 31.02

Vous êtes infirmier en service de réanimation. Vous devez préparer la sédation suivante :
HYPNOVEL® 10 mg/heure et SUFENTA® 10 µg/heure dans des seringues de 50 mL.
Il est à noter que cette prescription peut changer au cours de la journée en fonction des signes de réveil du patient.
Vous disposez :
- d'ampoules d'HYPNOVEL® de 10 mL avec 50 mg de produit actif ;
- d'ampoules d'HYPNOVEL® de 5 mL avec 5 mg de produit actif ;

- d'ampoules de SUFENTA® de 5 mL avec 250 µg de produit actif ;
- d'ampoules de SUFENTA® de 10 mL avec 50 µg de produit actif.

1. **Préparez des seringues qui vous permettront d'ajuster le débit en fonction des prescriptions du réanimateur sans changement de dilution.**
2. **Indiquez les débits à régler sur chaque pousse-seringue électrique en fonction de la prescription initiale et en fonction de votre dilution initiale.**

QROC 31.03

Vous êtes infirmier en service de réanimation. Madame Céleste, 67 ans, est prise en charge pour un syndrome de détresse respiratoire aiguë (SDRA). Le médecin anesthésiste réanimateur prescrit en plus de sa sédation un curare : NIMBEX® 5 mg/heure dans une seringue de 40 mL.
Vous disposez d'ampoules de NIMBEX® de 5 mL avec 10 mg de produit actif.

1. **Préparez la seringue de NIMBEX® qui vous permettra d'ajuster le débit en fonction des prescriptions du réanimateur sans changement de dilution.**
2. **Indiquez le débit à régler sur le pousse-seringue électrique.**

QROC 31.04

Vous êtes infirmier dans un service de pédiatrie. Le pédiatre prescrit pour Charles, 5 ans, 18 kg, les antalgiques suivants :
- PERFALGAN® 15 mg/kg × 4 par jour ;
- NUBAIN® 0,2 mg/kg × 4 par jour.

1. **Calculez pour chaque antalgique la dose quotidienne et par prise reçue par Charles.**
2. **Vous disposez d'une ampoule de NUBAIN® de 2 mL avec 20 mg de produit actif. Calculez la quantité de NUBAIN® à prélever en mL dans l'ampoule pour une prise.**
3. **Dans cette situation, le NUBAIN® est à administrer au pousse seringue électrique sur 20 minutes dans une seringue de 20ml. Comment préparez vous la seringue ? Quel débit réglez-vous sur le pousse seringue électrique ?**

4. **Vous disposez d'un flacon de PERFALGAN® de 50 mL avec 0,5 g de produit actif. Calculez-la quantité de PERFALGAN® à prélever en mL dans le flacon pour une prise.**

QROC 31.05

Vous êtes infirmier en salle de surveillance post-interventionnelle (SSPI). Vous prenez en charge Madame Durand, 28 ans, qui vient d'avoir une césarienne. Suite à une hémorragie de la délivrance pour atonie utérine, le médecin anesthésiste prescrit 1 ampoule de NALADOR® (sulprostone) à passer en 5 heures au pousse-seringue électrique.
Vous disposez d'ampoules lyophilisat de NALADOR® de 500 µg. Le NALADOR® se dilue avec du NaCl 0,9 % et dans une seringue de 50 mL.

1. **Expliquez la préparation de votre seringue. Calculez le débit que vous allez programmer sur le pousse-seringue en mL/heure.**
2. **Calculez la dose administrée sur 1 heure.**

QROC 31.06

Vous êtes infirmier en SSPI. Dans le cadre d'une péridural, le médecin prescrit NAROPEINE® 0,8 mg/mL et SUFENTA® 0,25 µg/mL dans une seringue de 50 mL.

1. **Calculez la dose totale de NAROPEINE® et de SUFENTA® contenue dans la seringue.**
2. **Vous disposez de flacons de 20 mL de NAROPEINE® concentration 2 mg/mL et d'ampoules de SUFENTA® de 10 mL pour 50 µg de produit actif. Expliquez la préparation de la seringue.**

QROC 31.07

Vous êtes infirmier en réanimation. Vous prenez en charge Madame Arnaud qui est intubée et ventilée selon les paramètres ventilatoires suivants :
- volume courant : 400 mL ; fréquence respiratoire : 10 cycles par minute ;
- FiO_2 : 50 %.

1. **Calculez combien d'oxygène Mme Arnaud consomme par minute.**
2. **Vous devez accompagner Madame Arnaud au scanner. Vous prévoyez 1 heure d'examen, trajet compris. Vous disposez d'une bouteille d'oxygène de 5 litres contenant 250 bars et d'un respirateur de transport qui consomme 2 L/minute de gaz moteur.**
   Avez-vous assez d'autonomie avec cette bouteille d'oxygène, sachant, que vous devez prévoir une marge de sécurité de 10 % ? (Expliquez vos calculs)

QROC 31.08

Vous travaillez dans un service de pédiatrie. Paul, 5 ans, 20 kg, présente une bradycardie.
Le pédiatre vous demande de préparer en urgence de l'atropine 100 µg par mL, dans une seringue de 5 mL.
Vous disposez d'ampoules d'atropine de 0,5 mg pour 1 mL.

1. **Indiquez la préparation de votre seringue.**
2. **Le pédiatre vous demande d'injecter à Paul 20 µg/kg d'atropine. Combien de mL, devez-vous administrer à Paul ?**

QROC 31.09

Vous êtes infirmier en SSPI. Le médecin anesthésiste réanimateur vous demande de préparer de la NEOSYNEPHRINE® pour Madame Kim qui présente une hypotension artérielle.
Le MAR souhaite une dilution de 50 µg/mL dans une seringue de 10 mL.
Vous disposez d'une ampoule de NEOSYNEPHRINE® de 1 mL pour 5 mg de produit actif.

Indiquez la préparation de votre seringue.

Cas concret et calcul de dose – IDM

Intégration des savoirs et posture professionnelle infirmière

QROC 32.01

Infirmier(e) à l'unité de soins intensifs de cardiologie, vous recevez à 9h15 Madame REMY, 50 ans, transférée par le SAMU.

Histoire de la maladie

Madame REMY a appelé le SAMU de son lieu de travail (elle est secrétaire de direction d'une grande société), elle présentait une dyspnée accompagnée d'une douleur thoracique suffocante, irradiant dans le bras gauche et dans la mâchoire, ce qui l'a immobilisée. Elle n'a pas perdu connaissance et c'était la première fois qu'elle éprouvait ce type de douleur.

Le médecin a diagnostiqué un infarctus du myocarde et décide du transfert à l'USIC.

Soins réalisés par le SAMU

- Pose d'un sérum glucosé à 5 % (500 cc) au bras gauche.
- O_2 débit 8 L/minute (saturation à 89 % à l'arrivée du SMUR) par masque facial.
- Injection d'héparine, bolus de 5 000 UI en IV puis 300 UI/kg/24 heures à la seringue électrique.
- ASPÉGIC® IV 250 mg.
- ECG montrant un sus-décalage du segment ST.

Examen clinique à l'arrivée

Madame REMY pèse 80 kg pour 1,65 m.
TA : 170/80 mmHg
Pouls : 112/minute
T° : 36,8 °C
À l'interrogatoire, Madame REMY dit fumer 1 paquet de cigarettes par jour et être très prise par son travail. Elle explique aussi qu'elle est une bonne vivante. En effet, Madame REMY aime le gibier et les plats en sauce et ne dédaigne pas la charcuterie du terroir.

La patiente précise aussi que les repas d'affaire sont l'occasion pour elle de profiter de repas délicieux mais souvent copieux.
Elle ne présente pas d'antécédents médicaux.
À son arrivée dans le service, Madame REMY est consciente mais très anxieuse. Elle présente encore un fond douloureux, mais respire nettement mieux.
Elle dit vouloir téléphoner rapidement à son conjoint et a peur de mourir.
Vous l'installez dans son lit avec l'aide de l'aide-soignante.
Dans l'attente de la coronarographie prescrite, vous mettez en place les prescriptions médicales suivantes :

- Une surveillance scopique, ECG.
- Surveillance des constantes (pouls, TA, saturation) toutes les heures.
- Surveillance de la diurèse.
- Mise sous oxygène, débit 3 L/minute par sonde nasale.
- Bilan pré-coronarographique soit :
  - iono, urée, créatinine, glycémie ;
  - CPK, troponine ;
  - NFS ;
  - TP, TCA ;
  - groupe rhésus et RAI.

  Le coronarographiste vient voir Madame REMY, l'examine, l'interroge sur ses antécédents, ses allergies, lui explique le déroulement de l'examen. Madame REMY accepte l'examen.
  Le médecin vous informe :
  - que Madame REMY ne présente pas d'allergie,
  - que la voie d'abord sera radiale,
  - qu'il y a une prescription de 100 mg d'ATARAX *per os* à donner tout de suite.

    Et vous demande de conduire la patiente en salle de coronarographie le plus rapidement possible.

1. **Expliquez le mécanisme physiopathologique le plus fréquent de constitution de l'infarctus, en lien avec les facteurs de risque présents chez Madame REMY.**
2. **Expliquez l'intérêt des examens suivants :**
   - TP, TCA ;
   - troponine, CPK ;
   - plaquettes ;
   - créatinine.
3. **À l'analyse du cas de Madame REMY, précisez la nature de vos actions pendant la phase de préparation en urgence de Madame REMY, à l'USIC.**
4. **Citez 6 éléments à surveiller en post-coronarographie par voie radiale.**
5. **En vous appuyant sur le diagnostic médical, sur les éléments du texte et vos connaissances, dégagez les problèmes réels et/ou potentiels de Madame REMY à ce jour et proposez 2 diagnostics infirmiers.**

   Argumentez votre réponse sous la forme Problème/Étiologie/Signes ou Problème/Facteur favorisant.
6. **Calculez la vitesse de la seringue électrique d'héparine.**

QROC 12.01

Il reste dans le biberon 50 - 40 = 10 mL soit $\frac{10}{50} = \frac{1}{5}$ **du biberon.**

QROC 13.01

Mise en équation du problème, le débit de la perfusion est égal au volume perfusé, qui doit ici être exprimé en millilitres, divisé par le temps de perfusion, qui doit ici être exprimé en heures.

Soit un débit de $\frac{1\,500}{24} = \frac{\cancel{3} \times 500}{\cancel{3} \times 2 \times 4} = \frac{\cancel{2} \times 250}{\cancel{2} \times 4} = \frac{\cancel{2} \times 125}{\cancel{2} \times 2}$ = **62,5 mL/H.**

QROC 14.01

La proportion de femmes est donc de 14 sur 25 soit $\frac{14}{25}$.

Le pourcentage de femmes dans le service est donc de

$\frac{14}{25} \times 100 = \frac{14 \times 4 \times \cancel{25}}{\cancel{25}}$ = **56 %.**

QROC 14.02

Une ampoule à 20 % de chlorure de sodium signifie que sa concentration en chlorure de sodium est de 20 g de chlorure de sodium pour 100 mL de liquide, soit :

$\frac{20 \text{ g}}{100 \text{ mL}} = \frac{2 \text{ g}}{10 \text{ mL}}$ soit 2 g pour 10 mL.

L'ampoule étant de 20 mL, elle contient donc $\frac{2 \times 2}{2 \times 10 \text{ mL}} = \frac{4 \text{ g}}{20 \text{ mL}}$ **soit 4 g de chlorure de sodium.**

QROC 15.01

Le rapport entre la quantité de flumazénil en mg et le volume en mL est de × 10 ce qui donne le tableau suivant :

Quantité de flumazénil en mg	0,5	0,2	0,1
Volume en mL	5	**2**	**1**

QROC 16.01

Soit N notre inconnue, à savoir le nombre de mL à prélever dans le flacon.

10 mL	N
500 mg	375 mg

$$N \times 500 \text{ mg} = 10 \text{ mL} \times 375 \text{ mg et } N = \frac{10 \text{ mL} \times 375 \text{ mg}}{500 \text{ mg}} = 7{,}5 \text{ mL.}$$

On prélèvera donc 7,5 mL dans le flacon.

QROC 17.01

1. Correspondance symbole-unité

Symbole	Unités
kg	**kilogramme**
g	**gramme**
dg	**décigramme**
mg	**milligramme**
µg ou mcg ou γ	**microgramme ou gamma**

2. Conversion d'une unité à l'autre
Utilisez le tableau de conversion :

kg	hg	dag	g	dg	cg	mg			µg ou mcg ou γ
			1	0	0	0			

µg	mg	gr	cg	kg
60 000	60	**0,06 g**	**6**	
		1 500		**1,5**
	3 000	**3**	300	
5 000	**5**	**0,005**		
		700	**70 000**	0,7

QROC 17.02

0,05 g = **50** mg
250 mg = **0,25** gr
0,05 mg = **50** µg
0,31 cg = **3,1** mg
500 µg = **0,5** mg

QROC 17.03

dg	cg	mg			µg *ou* mcg *ou* γ
	1				
	1	0			

1 cg = 10 mg

L'ampoule de 2 mL contient 40 mg : **produit en croix.**

2 mL → 40 mg

X mL ? → 10 mg

X = 2 × 10 ÷ 40 = **0,5 mL de produit à prélever dans mon ampoule de 2 mL.**

QROC 17.04

dg	cg	mg			µg *ou* mcg *ou* γ
		1			
		1	0	0	0

1 mg = 1 000 γ

Pour obtenir une concentration de 50 γ/mL, je fais un produit en croix :

50 mcg → 1 mL

1 000 mcg → *X* mL ?

X = 1 000 ÷ 50 = 20 mL

Je dilue donc mon ampoule de 1 mg dans 20 mL de sérum physiologique pour obtenir une concentration de 50 g/mL.

QROC 17.05

Pour 1 kg en 1 minute le médecin prescrit 7 µg.

Pour 70 kg en 1 minute, il prescrit : 7 × 70 = 490 µg.

Pour 70 kg en 1 heure, il prescrit : 490 × 60 = 29 400 µg.

dg	cg	mg			µg *ou* mcg *ou* γ
	2	9	4	0	0
	2	9,	4	0	0

29 400 µg = 29,4 mg.

La quantité à administrer sur une heure sera de 29,4 mg.

QROC 17.06

Je prépare : 0,2 × 8 = 1,6 mg de NUBAIN®.
Je convertis mes mg en mcg avec un tableau de conversion :

dg	cg	mg			µg *ou* mcg *ou* γ
		1,	6		
		1	6	0	0

Je prépare 1 600 µg de NUBAIN®.

QROC 18.01

Dans 1 heure, on a 60 minutes donc pour convertir 240 minutes en heures, on divise 240/60 = 4 heures.

240 min = **4** heures
5 h = **300** minutes
15 min = **900** secondes
4 jours = **96** heures

QROC 18.02

1. Heure de fin = 8 + 12 = **20h00**.

2. J'additionne le nombre de minutes : 50 + 30 = 80 minutes, soit 1 heure et 20 minutes.
10 heures + 5 heures + 1 heure et 20 minutes = 16 heures et 20 minutes.
Heure de fin = **16h20**.

3. J'additionne les minutes : 40 + 30 = 70 minutes soit 1 heure et 10 minutes.
J'additionne les heures : 21 + 2 + 1 heure 10 minutes = 24 heures et 10 minutes.
Heure de fin = **0h10** (minuit et 10 minutes).

4. 10h45 + 16 heures = 26 heures 45 minutes, soit 1 jour, 2 heures et 45 minutes.
Heure de fin = **2h45 le lendemain**.

5. 36 heures = 1 journée de 24 heures + 12 heures.
Si la perfusion a débuté à 6h00 + 12 heures = 18h00.
Heure de fin = **18h00 le lendemain**.

6. J'additionne les minutes : 30 + 45 = 75 minutes, soit 1 heure (60 minutes) + 15 minutes.
J'additionne les heures : 14h00 + 1 heure + 15 minutes = 15h15.
Heure de fin = **15h15**.

QROC 19.01

50 cL = **0,5** L
3 hL = **300** L
2 m^3 = **2 000** dm^3 = **2 000** L
3 dm^3 = **3** L
56 cm^3 = **0,056** dm^3 = **0,056** L
75 cL = **0,75** L = **750** cm^3

QROC 19.02

Utilisez le tableau de conversion :

m^3			dm ^{3}			cm^3			mm^3		
			hL	daL	**L**	**dL**	**cL**	**mL**			

48 cc = **0,048** L
24 cm^3 = **0,024** L
15 cL = **0,15** L
60 mm^3 = **0,00006** L
87 mL = **0,087** L
1 350 mL = **1,35** L
70 dL = **7** L

QROC 20.01

Je fais un calcul en croix :
Si 5 000 UI → 1 mL
Alors 20 000 UI → *X* UI
X = 20 000 ÷ 5 000, je simplifie (20 ÷ 5) = **4 mL d'héparine**.

QROC 20.02

Quantité en mL	Quantité en goutte Perfuseur classique	Quantité en goutte Transfuseur	Quantité en goutte Perfuseur de précision ou métrisette
1 mL	**20**	**15**	**60**
100 mL	**2 000**	**1 500**	**6 000**
75 mL	**1 500**	**1 125**	**4 500**
40 mL	**800**	**600**	**2 400**

QROC 21.01

1. Pour obtenir 1 500 mL de G 5 %, j'utiliserai : 1 500 ÷ 500 = 3 flacons de 500 mL à répartir sur 24 heures.

3 flacons sur 24 heures : chaque flacon passera au même débit soit : 24 ÷ 3 = 8 heures.

500 mL pour 8 heures, répartis comme suit :

- 1er flacon de **18h00 à 2h00** du matin ;
- 2e flacon de **2h00 à 10h00** ;
- 3e flacon de **10h00 à 18h00**.

2. 500 mL à passer en 8 heures.

• Je calcule ma vitesse en mL par heure.

Règle de 3 :

500 mL → 8 heures

X mL ? → 1 heure

X = 500 ÷ 8 = 62,5 mL/heure.

• Je convertis mes mL en gouttes.

Règle de 3 :

1 mL → 20 gouttes

62,5 mL → *X* gouttes ?

X = 20 × 62,5 mL = 1 250 gouttes à passer par heure.

• Je calcule mes gouttes par minutes : 1 heure = 60 minutes.

1 250 gouttes → 60 minutes

X gouttes ? → 1 minute

X = 1 250 ÷ 60 = 20,83 soit **21 gouttes/minute**.

QROC 21.02

1. J'ai 3 injections à programmer sur 24 heures soit : 24 ÷ 3 = 8. Je répartis mes injections toutes les 8 heures à partir de 12h00 soit :

- **12h00 : 1 g** ;
- **20h00 : 1 g** ;
- **4h00 : 1 g**.

2. Je dois passer 50 mL en 30 minutes.

• Je convertis ma quantité de ml en gouttes.

50 mL × 20 gouttes = 1 000 gouttes à passer en 30 minutes.

• Je calcule le nombre de gouttes à passer en 1 minute.

Produit en croix :

1 000 gouttes → 30 minutes

X gouttes → 1 minute

X = 1 000 % ÷ 30

ou 100 % ÷ 3 = 33,3333 à arrondir à **34 gouttes/minute**.

QROC 21.03

1. Je dois passer 70 mL de produit en 30 minutes. Mon débit sur un PSE se règle en mL/heure.

Si 70 mL passent en 30 minutes, alors en 60 minutes (2 fois plus de temps), sera passé 2 fois plus de produit, soit 70 × 2 = 140 mL.

Mon débit de PSE sera de **140 mL/heure**.

2. Avec un perfuseur de précision, je sais que 1 mL = 60 gouttes.

Produit en croix :

$\frac{70 \text{ mL} \times 60 \text{ gouttes}}{30 \text{ minutes}}$, ou encore, après simplification (60 ÷ 30 = 2) :

70 × 2 = 140 gouttes/minute.

Je règle la métrisette sur **140 gouttes/minute**.

J'utilise les tableaux de proportionnalité.

QROC 21.04

Je calcule le nombre de mL/heure équivalent à la prescription de 1 500 mL sur 12 heures :

1 500 mL/12 heures équivaut à passer :

1 500 ÷ 12 = 125 mL/heure

ou 125 mL/60 minutes

ou en minutes : 125 ÷ 60 = 2,08 mL/minute.

Or 2,08 mL = 20 × 2,08 = 42 gouttes (41,6).

Le débit sera de **42 gouttes/minute** de G 5 %.

QROC 21.05

125 mL en 30 minutes équivaut à 250 mL pour une heure (125 × 2 = 250).

Débit = **250 mL/heure**.

QROC 21.06

100 mL à passer en une heure ou 60 minutes :

100 mL = 100 × 20 = 2 000 gouttes à passer en 60 minutes.

Soit 2 000 ÷ 60 = 33,3333 gouttes/minute.

Soit **33 gouttes/minute**.

QROC 22.01

Nous savons que 1 % = 1 gr pour 100 mL ou 1 % = 10 mg/mL, donc :
2 % = **20** mg/mL
2 mg/mL = **0,2** %
0,75 % = **7,5** mg/mL
0,75 mg/mL = **0,75** ‰

QROC 22.02

1 % = 1 g pour 100 mL ou 1 % = 10 mg/mL
Donc NaCl 20 % signifie qu'il y a 20 g dans 100 mL.

Dans 250 mL, j'aurai donc : $\frac{250 \times 20}{100}$

Je simplifie mon calcul : $\frac{250}{5}$ = **50 g de NaCl** dans 250 mL.

QROC 22.03

- Chaque ampoule de NaCl 10 % 20 mL contient 10 g dans 100 mL soit 1 g dans 10 mL.
- Pour obtenir 3 g, j'ai donc besoin de :

3 g × 10 mL = 30 mL de NaCl 10 %
Je prélève donc une ampoule de **20 mL** et je complète avec **10 mL** d'une 2e ampoule à 10 %.

QROC 22.04

- 15 % signifie 15 g dans 100 mL ou 1,5 g dans 10 mL ou 150 mg/mL.
- J'applique une règle de 3 :

Si 150 mg → 1 mL
Alors 200 mg → *X* mL ?
200 ÷ 150 = 1,33 mL.
Je prélève **1,33 mL** de mon ampoule de 10 mL dosée à 15 %.

QROC 22.05

1 % équivaut à 10 mg/mL.
Je dois injecter 6 mg soit 6 ÷ 10 = **0,6 mL** de solution mère.

QROC 22.06

Je dilue mes 100 mg ou 1 mL dans 99 mL de sérum physiologique.
J'obtiens alors une solution à 1 mg/mL.

QROC 22.07

Je prélève les 10 ampoules de solution mère de morphine, soit 100 mg qui me font 10 mL de produit.
Je dilue ces 10 mL dans 90 mL sérum physiologique.
J'obtiens alors une solution à 1 mg/mL.

QROC 24.01

1. Je calcule la dose quotidienne en mg par prise :
La dose quotidienne sera de 8 mg/kg, soit pour Paul pesant 8 kg :
8 × 8 = **64 mg par jour**.
Cette dose est à répartir sur 2 prises soit 64 ÷ 2 = **32 mg par prise**.
2. Quantité de flacon que je dois prévoir pour 8 jours de traitement :
Un flacon est dosé à 8 mg par mL, soit pour 100 mL :
• Règle de 3 :
8 mg → 1 mL
X mg ? → 100 mL
8 × 100 = **800 mg de produit actif par flacon de 100 mL**.
• Règle de 3 :
64 mg → 1 jour
X mg ? → 8 jours
64 × 8 = 512 mg d'ORELOX® pour 8 jours.
Donc **un seul flacon sera utilisé pour les 8 jours de traitement**.

QROC 24.02

1. Nombre de gouttes que je dois donner à Léa :
10 gouttes pour 1 kilo, donc pour 11,5 kg, cela fait :
Produit en croix :
10 gouttes → 1 kg
X gouttes ? → 11,5 kg
X = 10 × 11,5 = **115 gouttes à donner à Léa en une seule prise le matin**.
2. Je convertis en mL la dose à donner à Léa.
Produit en croix :
Si 40 gouttes → 1 mL
Alors 115 gouttes → *X* mL ?
X = 40 ÷ 115 = **2,875 mL**

QROC 24.03

1. Je calcule la dose/24 heures.
La prescription est de 40 mg/kg, soit pour 5,5 kg :
$40 \times 5{,}5 = 220$ mg/24 heures.
Je répartis ces 220 mg en 4 prises, soit par prise :
$220 \div 4 =$ **55 mg de CLAMOXYL® par prise**.
2. Je convertis la quantité à donner à chaque prise en mL.
Produit en croix :
5 mL → 250 mg
X mL ? → 55 mg
$X = \dfrac{5 \times 55}{250}$ = **1,1 mL à donner à chaque prise**.

QROC 24.04

• Je calcule la posologie possible **par 24 heures** pour un enfant de 26 kg.
Produit en croix :
30 mg → 1 kg
X mg ? → 26 kg
$X = 26 \times 30 =$ **780 mg/24 heures**.
• Je calcule la posologie **par prise** pour un enfant de 26 kg.
Si la posologie sur 24 heures est à répartir toutes les 8 heures, nous devons prévoir :
$24 \div 8 = 3$ prises/24 heures.
La 1re prise sera donc de $780 \div 3 =$ **260 mg**.

QROC 24.05

Je calcule la dose à donner par prise.
La posologie est de 30 mg/kg/jour à répartir en 2 prises, soit par prise : 15 mg/kg.
Pour Julien qui pèse 11 kg, cela fait : **165 mg par prise**.
Si 200 mg → 1 mL
Alors 165 mg → X mL ?
$X = 165 \div 200 =$ **0,825 mL par prise**.

QROC 24.06

1. Je calcule de la dose à administrer à Matéo pesant 12 kg.
$0{,}5 \times 12 =$ **6 mg**

2. Je calcule la quantité à prélever (en mL).
Je convertis en mL :
Si 10 mg → 2 mL
Alors 6 mg → *X* mL ?

$X = \frac{2 \times 6}{10}$ = **1,2 mL à prélever**.

QROC 24.07

Je calcule la quantité en mL à injecter à Sébastien.
Attention ! Ne pas se tromper d'unité.
1 g se dilue dans 3,5 mL ou encore 1 000 mg/3,5 mL.
Soit par mL :
1 000 ÷ 3,5 mL = 286 mg/mL.
Je dois injecter 600 mg :
Si 1 mL = 286 mg
Alors *X* mL = 600 mg ÷ 286 = **2,1 mL**.

QROC 24.08

Je calcule la quantité à prélever.
Si 500 mg = 10 mL, j'ai donc une préparation dosée à 50 mg/mL.
Or il faut injecter 75 mg, soit :
75 ÷ 50 = **1,5 mL**.

QROC 24.09

1. Je calcule la dose en mg pour Camille :
50 mg/kg soit :
50 × 14,8 = **740 mg**.
2. Je calcule la quantité que je dois prélever en mL.
Si 1 g (1 000 mg) se dilue dans 10 mL, j'obtiens une concentration de 100 mg/mL.
Je devrais donc prélever :
740 mg ÷ 100 mg = **7,4 mL**.
3. Je calcule mon débit selon la dilution.
La ROCEPHINE® est à administrer en IVL sur 30 minutes avec un PSE : je choisis de l'administrer sans dilution (car pédiatrie) à un débit calculé en mL/heure.
Or 30 minutes sont la moitié d'une heure, donc je multiplie mon débit par 2 pour que ma dose de 7,4 mg passe en 30 minutes :
7,4 × 2 = **14,8 mL/heure**.

QROC 24.10

Je calcule le débit du PSE.
Il s'exprime en mL/heure.
- J'utilise un tableau de proportionnalité :

1 heure = 60 minutes = 3 × 20 minutes.
- Donc je multiplie ma quantité à passer en 20 minutes × 3 pour connaître mon débit en une heure :

J'ai 20 mL à passer en 20 minutes soit 20 mL × 3 = **60 mL/heure**.

QROC 25.01

1. Je calcule la quantité à prélever en mL.
Le médicament se présente sous forme d'un flacon de 500 mg pour 50 mL, soit **10 mg/mL**.
Je dois injecter 300 mg, soit :
300 mg ÷ 10 mL = **30 mL**.
2. Je calcule le débit.
- Je dispose d'une métrisette, le débit sera donc à établir en gouttes/minute.
- Je commence donc par convertir mes mL en gouttes :

Si 1 mL ® → 60 gouttes (perfuseur de précision)
Alors 30 mL = 60 × 30 = 1 800 gouttes en 20 minutes.
Mon débit par minute sera donc de 1 800 ÷ 20 = **90 gouttes/minute**.

QROC 25.02

1. Je calcule le débit à programmer sur la pompe.
Le débit d'une pompe volumétrique s'exprime en mL/heure.
- Je dois passer 210 mL en 20 minutes :

1 heure = 60 minutes = 3 × 20 minutes
- Je dois multiplier ma quantité de mL à passer en 20 minutes proportionnellement pour connaître le débit en heures :

210 mL × 3 = **630 mL/heure**.
2. Je calcule la quantité de NaCl 10 % et de KCl 10 % que je dois ajouter dans chaque poche de G 5 % de 500 mL.
Je dois ajouter :
- 1 g de NaCl pour 1 L soit 500 mg (1 g ÷ 2) pour 500 mL de P4G5 ;
- ainsi que 1,5 g de KCl pour 1 L soit 750 mg (1,5 g ÷ 2) pour 500 mL de P4G5.

Or je dispose d'ampoules de NaCl 10 mL concentrées à 10 %.
Je sais que 10 % = 10 g dans 100 mL ou 1 g dans 10 mL.

Je dois passer 500 mg par poche de 500 mL, ce qui me fera 1/2 ampoule, soit **5 mL de NaCl 10 %**.

Je dispose d'ampoules de KCl 10 mL concentrées à 10 % :

10 % = 10 g dans 100 mL ou 1 g dans 10 mL.

Je dois passer 750 mg de KCl par poche de 500 mL, ce qui me fera **7,5 mL de KCl à 10 %.**

3. Je calcule le débit à programmer sur la pompe.

Je dois passer 100 mL/kg/24 heures de P4G5 soit pour 10,5 kg :

100 mL × 10,5 = 1 050 mL/24 heures.

1 050 mL → 24 heures

X mL ? → en 1 heure

X = 1 050 ÷ 24 = 43,75 soit **44 mL/heure**.

QROC 25.03

- Je commence par calculer la dose quotidienne d'AMIKLIN® :

40 mg × 87,5 kg = **3 500 mg/jour**.

- Je dispose de flacons de 500 mg, je dois donc calculer la quantité de flacon dont j'aurai besoin sur 24 heures :

Règle de 3 :

1 flacon → 500 mg

X flacons ? → 3 500 mg

$$X = \frac{3\,500}{500}$$

Je simplifie mon calcul :

$X = \frac{35}{5}$ = **7 flacons sur 24 heures**.

Voici comment je prépare et règle le débit de la seringue :

- Je prépare chaque flacon de 500 mg dans 5 mL de solvant : j'obtiens **35 mL de produit**.
- Pour obtenir une seringue de 48 mL de sérum physiologique, je complète mes 35 mL par :

48 - 35 = **13 mL de sérum physiologique**.

- Je calcule le débit :

48 mL à passer sur 24 heures, soit par heure :

48 ÷ 24 = **2 mL/heure**.

QROC 25.04

Mes seringues sont à passer sur 8 heures avec une prescription de 3 g/24 heures.
24 ÷ 8 = 3, je préparerai donc 3 seringues contenant respectivement 1 g de CLAMOXYL®.
Il faut simplifier la préparation et les calculs de débit en choisissant un volume qui soit un **multiple de 8** : par exemple 8 mL (pas en dessous de 1 mL/heure) ou 16 mL ou 24 mL.
Je reconstitue la poudre de 1 g diluée dans 5 mL de solvant, auquel je rajoute 19 mL d'EPPI pour une seringue QSP 24 mL.
24 mL à passer sur 8 heures, ce qui nous donne un **débit à 3 mL/heure**.

QROC 25.05

- Je répartis mes poches sur 24 heures :

3 000 mL sur 24 heures.

Soit **1 000 mL toutes les 8 heures :**

10H00-18H00, 18H00-2H00, 2H00-10H00.

- Je répartis le NaCl :

2 g dans le 1er G 5 %, puis 1 g, puis 1 g.

- Je répartis 500 mg de KCl dans chaque litre de G 5 %.
- Je passe toutes mes vitamines dans le 1er pochon.
- Quantité de NaCl : ampoule de 10 mL à 20 %, c'est-à-dire :

20 g pour 100 mL ou 2 g dans 10 mL : je mets 2 g soit **10 mL** dans la 1re poche, puis 1 g soit **5 mL** dans les suivantes.

- Quantité de KCl :

Ampoule de 10 mL à 10 %, c'est-à-dire :

10 g dans 100 mL ou 1 g dans 10 mL :

Je prélève 500 mg soit **5 mL** par poche.

- Quantité de vitamines à placer dans la poche no 1 :
  - Vitamine B1 500 mg soit **10 mL** ;
  - Vitamine B6 500 mg soit 5 % : 5 g dans 100 mL, 50 mg/mL, donc 500 ÷ 50 = 10 mL, ce qui nous fait 2 ampoules de 5 mL à 5 % soit **10 mL**.

QROC 25.06

Pour les préparations de seringue au PSE, le QSP est établi de façon à ce que le volume présent dans la seringue présente un nombre de mL égal ou multiple de la durée en heure de programmation afin d'obtenir des débits avec un nombre entier.

Ce volume est déterminé selon les protocoles ou habitudes de services, les restrictions hydriques, la stabilité de reconstitution. Chez les adultes, les débits seront supérieurs ou égaux à 1 mL/heure.

La prescription est de 1 000 mg de DÉPAKINE®.

Pour obtenir ces 1 000 mg :

- Je prépare 2 flacons de 400 mg soit 800 mg dans **8 mL de solvant**.
- Je dilue ensuite un 3e flacon de 400 mg dans les 4 mL de solvant : j'obtiens une seringue contenant de la DÉPAKINE® à une concentration de **100 mg/mL**.
- Je prélève donc 2 mL soit 100 × 2 = 200 mg.

J'ai donc au total 10 mL de DÉPAKINE® et les 1 000 mg prescrits/24 heures.

Je ramène ces 10 mL à 48 mL, soit je rajoute 48 - 10 = 38 mL de G 5 %.

Mon débit sera alors de 48 mL à faire passer sur 24 heures, soit **2 mL/heure**.

QROC 25.07

1. Je calcule le volume d'héparine nécessaire pour 24 heures.

Le volume d'héparine sera de : 500 UI/kg soit 500 × 90 = 45 000 UI/24 heures.

Un flacon contient :

5 000 UI → 1 mL

Soit 45 000 UI → X mL ?

X mL = 45 000 ÷ 5 000 = **9 mL d'héparine pour 24 heures**.

2. Le débit étant 6 mL/heure, les 48 mL passeront en 48 ÷ 6 = **8 heures**.

Sur 24 heures, si seule une seringue passe sur 8 heures, alors je devrais changer 24 ÷ 8 = 3 fois de seringue sur 24 heures.

Si je dois changer 3 fois de seringue, la quantité prescrite et le volume total d'héparine est à répartir sur 3 seringues :

Donc je devrai prendre pour chaque seringue : 9 ÷ 3 = **3 mL d'héparine** dosée à 5 000 UI/mL.

Dans une seringue pour un QSP à 48 mL, je rajoute **45 mL de sérum physiologique**.

QROC 25.08

L'héparine sera prescrite en UI ou mg/12 heures ou 24 heures. Il existe souvent des protocoles écrits et qui visent à adapter la dose en fonction des résultats sanguins sans avoir à préparer une nouvelle seringue. Dans ce cas-là, on utilisera des tableaux de proportionnalité.

Exemple : si la dose est de 200 mg/12 heures dans une seringue de 48 mL à vitesse 4 mL/heure, on calculera alors les débits en mL/heure en cas de changement de posologie en mg/heure à partir de cette base. Alors, selon le tableau de proportionnalité suivant (dose ÷ 50 = débit), on obtient les débits :

Dose en mg/heure	200	190	180	170	160	120	220	250	260
Débit en mL/heure	4	3,8	3,6	3,4	3,2	2,4	4,4	5	5,2

1. La quantité à passer sur 12 heures sera de 10 000 UI.
Si 5 000 UI = 1 mL, alors 10 000 UI = 2 mL.
Je complète ce volume d'héparine avec 22 mL de sérum physiologique pour obtenir une seringue de 24 mL.
Le traitement sera préparé comme suit : **10 000 UI dans 24 mL sur 12 heures, vitesse 2 mL/heure**.
2. Si ma prescription est diminuée à 15 000 UI/24 heures, la dose sur 12 heures sera de 7 500 UI.
Le débit de perfusion sera diminué : il était à 2 mL/h pour 10 000 UI/12 heures, il sera **proportionnellement** à 1 mL/heure pour une prescription de 5 000 UI/12 heures et de 1,5 mL/heure pour une prescription de 7 500 UI/12 heures.

QROC 25.09

La concentration est de 1 %, soit 1 g pour 100 mL ou encore 10 mg/mL.
Pour préparer 200 mg, je pose un calcul en croix :
10 mg → 1 mL
200 mg → X mL ?
$X = 200 \div 10 =$ **10 mL à prélever du flacon de XYLOCAÏNE® concentré à 1 %**.

QROC 25.10

Je sais que 30 % correspondent à 30 g pour 100 mL ou 3 g pour 10 mL.
Pour la 1re posologie : je dois donc passer les 3 g ou 10 mL en 15 minutes.
Sachant que 1 heure = 60 minutes.
Sur cette base, j'utilise le tableau de proportionnalité suivant :

Dose en g/heure	3 g/heure	3 g/ 30 minutes (1/2 heure)	3 g/ 15 minutes (1/4 heure)	3 g/ 2 heure	3 g/ 4 heure
Débit en mL/heure	10 mL/ heure	20 mL/ heure	**40 mL/ heure**	**5 mL/ heure**	2,5 mL/ heure

QROC 26.01

Je dispose d'ampoules de morphine de 1 mg avec 10 mg/mL.
Je prélève donc 4 ampoules pour obtenir 40 mg et obtiens une quantité de 4 mL.
Je complète la seringue avec 24 - 4 = 20 mL d'EPPI.
J'obtiens une seringue contenant 40 mg dans 24 mL à passer sur 24 heures.
Mon débit sera donc de 1 mL/heure.

QROC 26.02

Je souhaite obtenir une seringue avec une concentration facile et pratique d'utilisation. Je souhaite obtenir une concentration finale de 1 mg/mL.
Je dispose d'ampoules de 50 mg de 5 mL que je vais diluer dans 45 mL de sérum physiologique pour obtenir une seringue QSP 50 mL contenant 50 mg donc une concentration de 1 mg/mL.

- Si l'EVA est à 10 : la prescription est de **5 mg/heure**, le débit sera de **5 mL/heure**.
- Si l'EVA est à 6 : la prescription est de **3 mg/heure**, le débit sera de **3 mL/heure**.
- Si l'EVA est à 3 : la prescription est de **1 mg/heure**, le débit sera de **1 mL/heure**.

QROC 26.03

Le sufentanyl et fentanyl sont des antalgiques centraux morphinomimétiques et seront prescrits en µg/heure.
Pour le sufentanyl : les seringues seront préparées, chez les adultes, avec une dilution de 5 µg/mL.
Pour le fentanyl : les seringues seront préparées, chez les adultes, avec une dilution de 50 µg/mL.
Je prélève mes 5 mL soit 250 µg que je ramène avec 45 mL d'EPPI.
J'obtiens donc une seringue de SUFENTA® diluée dosée à 250 µg dans 50 mL, soit par mL :
250 ÷ 50 = 5 µg/mL
La prescription étant de 10 µg/heure, je réglerai le **débit à 2 mL/heure**.

QROC 26.04

Le propofol (DIPRIVAN®) et le midazolam (HYPNOVEL®) seront prescrits en mg/heure. La préparation des seringues sera effectuée de façon à adapter rapidement la posologie et de telle manière que 1 mL corresponde à un certain nombre de mg.

Je prélève mes 10 mL soit 50 mg que je ramène avec 40 mL d'EPPI.

J'obtiens donc une seringue d'HYPNOVEL® diluée dosée à 50 mg dans 50 mL, soit 1 mg/mL.

La prescription étant de 5 mg/heure, je réglerai **le débit à 5 mL/heure**.

QROC 26.05

Toutes les catécholamines devront être administrées à débit constant sans bolus, sur une voie unique.

Cas particuliers des catécholamines de type dopamine, DOBUTREX®, noradrénaline dont la posologie est exprimée en µg/kg/min :

- ***Vous pourrez utiliser différentes méthodes de dilution des catécholamines visant à adapter les doses aux variations hémodynamiques du patient.***
- ***Vous trouverez donc des exercices avec différentes méthodes de calculs qui varient en fonction des habitudes de dilution des différents services.***
- ***Dans tous les cas, il faudra convertir des µg en mg et inversement.***
- ***Il existe une formule simplifiée qui aboutit à ce qu'une dilution réalisée de façon à ce qu'un débit exprimé en mL/heure corresponde à une posologie exprimée en µg/kg/minute.***

1 mL/heure = 1 µg/kg/minute ou 0,1 µg/kg/minute en fonction de la posologie (ce qui permet de changer les posologies facilement sans refaire de calculs).

Formule simplifiée : multipliez le poids du patient par 3 pour obtenir la dose en mg à diluer dans une seringue de 50 mL.

Cette formule simplifiée correspond à une dilution correspondant à 3 mg/kg dans 50 mL : en effet 3 mg/kg dans 50 mL, équivaut à 3 000 µg/kg dans 50 mL. Dans chaque mL, on obtient donc 60 µg/kg, c'est-à-dire la dose pour une heure, ou encore par minute : 1 µg/kg/minute.

▸ Calcul sans formule simplifiée

- Je calcule la quantité de DOBUTREX® en µg qui sera administrée pour une heure ou 60 minutes : 5 µg/kg/minute soit 5 × 80 × 60 = 24 000 µg/heure = 24 mg/heure.
- Or, si je dilue 250 mg/50 mL, alors la concentration est de DOBUTREX® est de 5 mg/mL.
- Si 5 mg = 1 mL, alors 24 mg = 4,8 mL, mon débit sera de 4,8 mL/heure au PSE.

▸ Formule simplifiée

Valable uniquement avec des seringues de 50 mL.

- Poids du patient × 3 = 240 mg à diluer dans 50 mL.
- De cette façon, on obtient 1 mL/heure = 1 µg/kg/minute.
- Je prépare donc 240 mg de DOBUTREX®, nous avons vu que cela correspondait à 19,2 mL, complété avec 30,8 mL de NaCl.
- Débit à 5 mL/heure si prescription à 5 µg/kg/minute.

QROC 26.06

La prescription de noradrénaline est de **0,2** µg/kg/minute.

- L'intitulé indique que la posologie sera variable. Je prépare donc une seringue avec une concentration qui ne varie pas ; seul le débit sera à changer et sera adapté aux variations hémodynamiques.
- Lorsque les doses sur la prescription sont inférieures à 1 µg/kg/minute, on réalise une dilution avec 0,3 mg/kg dans 50 mL. En réglant le PSE à 1 mL/heure, le patient recevra **0,1 µg/kg/minute**.
- **La formule simplifiée sera : Poids du patient × 0,3**
- Dans cette situation : 80 × 0,3 = 24 mg de noradrénaline à placer dans une seringue de 50 mL.
- Je dois prélever 24 mg de noradrénaline : les ampoules sont dosées à 8 mg/4 mL à diluer dans 50 mL. J'ai donc besoin de 24 ÷ 8 = 3 ampoules de 4 mL, soit 3 × 4 = 12 mL.
- Quantité de NaCl : 50 – 12 = 38 mL de NaCl 0,9 %
- Débit en mL/heure : la seringue est préparée de façon à ce que 1 mL/heure = 0,1 µg/kg/minute, donc si ma prescription est de 0,2 µg/kg/minute mon débit sera de **2 mL/heure**.

QROC 26.07

Les calculs de volume de bouteille font appel à la loi de Boyle-Mariotte : Pression × Volume = Constante.

Autrement dit :
- plus la pression augmente et plus le volume diminue ;
- plus la pression diminue et plus le volume augmente.
Une application directe de cette loi est le calcul de volume de gaz présent dans une bouteille pressurisée. La pression exercée dans la bouteille, indiquée par un manomètre, va comprimer le gaz. Lors de la détente (ouverture de la bouteille par le détenteur), le gaz se dilate puisque la pression diminue à une pression atmosphérique de 1 bar. Pour calculer le volume de gaz disponible dans une bouteille, il faut donc multiplier le volume de la bouteille par la pression indiquée sur le manomètre.

La bouteille peut contenir 5 litres d'O_2 pressurisé à 200 bars.
Lors de la détente, j'aurai donc :
P × V = 200 bars × 5 L = **1 000 litres d'O_2 disponibles**.

QROC 26.08

- Je calcule la quantité d'O_2 disponible :

P × V = 130 bars × 5 L = **650 L**

- Je calcule le temps d'utilisation, sachant que le patient consomme 6 L/minute :

Produit en croix :
Si 6 L → 1 minute
650 L → X minutes ?
X = 650 ÷ 6 = **108 minutes**.

- Je convertis ces minutes en heure et minutes :

Si 60 minutes = 1 heure
Alors 108 - 60 minutes (1 heure) = 48 minutes.
Je pourrai utiliser cette bouteille durant 1 heure 48 minutes pour ce patient.

QROC 26.09

- Je calcule la quantité d'O_2 disponible :

P × V = 150 B × 5 L = **750 litres**.
Je soustrais sur ce volume disponible une marge de sécurité de 10 % de 750 L soit 75 L :
750 - 75 = **675 L**

- Je calcule le temps d'utilisation, sachant que le patient consomme un volume 500 mL × fréquence 12/minute en FiO_2 = 100 % soit uniquement de l'O_2.

500 × 12 = **6 000 mL ou 6 L par minute**.

- La consommation propre du respirateur est de 2 L/minute qu'il va falloir rajouter à la consommation du patient :

6 + 2 = 8

La consommation totale sera de **8 L par minute** pour ventiler ce patient.

- Je calcule le temps disponible pour ce patient à partir de la contenance de la bouteille :

Produit en croix :

Si 8 L → 1 minute

675 L → X minute ?

X = 675 ÷ 8 = 84,4 minutes

Soit **1 heure 24 minutes**.

QROC 26.10

- Je dois passer 100 mL de produit en 30 minutes.

30 minutes = 1/2 heure

- Si je divise le temps par 2, je multiplie la quantité par 2 pour obtenir un débit/heure.

Mon débit sera de 200 mL/heure.

- Je calcule ce débit en gouttes/min :

Conversion de mL en gouttes :

200 mL = 200 × 20 gouttes = 4 000 gouttes

1 heure = 60 minutes

Donc 4 000 gouttes en 1 heure, nous ferons :

4 000 ÷ 60 = 66,66 soit **67 gouttes/minute**.

Précision

Arrondir le résultat au nombre entier le plus proche.

si le dixième est 0,1,2,3 ou 4, le résultat est arrondi à l'entier inférieur.

si le dixième est 5,6,7,8 ou 9, le résultat est arrondi à l'entier supérieur.

Valable pour tous les résultats suivants.

QROC 27.01

- Je planifie la prescription toutes les 6 heures en fonction du début du traitement sur 24 heures :

1 g × 4 = 24 ÷ 4 = 6, soit **1 g toutes les 6 heures**.

1 g à 14h00, 1 g à 20h00, 1 g à 2h00, 1 g à 8h00.

- Je calcule mon débit :

Je dois convertir les mL en gouttes :

Si 1 mL = 20 gouttes, alors 100 mL = 2 000 gouttes à passer en 60 minutes :
Soit : 2 000 ÷ 60 = 33,33 soit **33 gouttes/minute**.

QROC 27.02

1. Je prépare la seringue et calcule la vitesse de programmation du PSE pour le 5-FU :
Je dois passer 1,5 g/24 heures.

- Je calcule donc en 1er lieu la dose de 5-FU que je dois préparer, sachant que je dispose de flacons de 250 mg/5 mL :

1,5 g équivaut à 1 500 mg.
Or un flacon contient 250 mg.
Il faudra donc 1 500 mg ÷ 250 mg = **6 flacons de 5-FU**.

- Je calcule le volume de 5-FU que représentent les 6 flacons :

Un flacon équivaut à 5 mL.
Donc 6 flacons représentent 5 × 6 = **30 mL de 5-FU**.

- Ensuite, je prépare ma seringue QSP 48 mL :

Je complète avec 48 – 30 = **18 mL de NaCl 0,9 %**.
Ma vitesse de programmation sera donc de 48 mL à passer en 24 heures soit **2 mL/heure**.

2. Je prépare la seringue et calcule la vitesse de programmation du PSE pour le CISPLATYL®.
Je dispose de flacons de 50 mg/50 mL et la prescription indique 30 mg.

- Je dois donc calculer le volume que représentent ces 30 mg à partir de ma concentration initiale :

Je sais que 50 mg = 50 mL.
En simplifiant, cela signifie que la concentration est de 1 mg = 1 mL.
Donc 30 mg équivalent à 30 mL, **je prélève 30 mL du flacon**.

- Pour préparer mon pochon :

Je soustrais tout d'abord 30 mL de NaCl 0,9 % d'un pochon de 250 mL avant de rajouter les 30 mL de principe actif pour respecter un débit de 250 mL/heure.
Je calcule le débit :
250 mL à passer sur 1 heure soit sur 60 minutes.

Donc par minute je dois passer :

Volume en gouttes ÷ durée en minutes = $\frac{250 \text{ mL} \times 20 \text{ gouttes}}{60 \text{ minutes}}$ = 83,33 gouttes/minute.

Soit par défaut **83 gouttes/minute**.

QROC 27.03

- Je calcule en 1er lieu le **volume correspondant à ma prescription** de 1 mg.

Le DROLEPTAN® est concentré à 2,5 mg/mL, 2 méthodes seront retenues.

a. J'effectue un produit en croix et je dispose de seringues de 1 mL :

2,5 mg → 1 mL

1 mg → *X* mL ?

X = 1 mL ÷ 2,5 mg = **0,4 mL de DROLEPTAN®**.

b. Je décide pour simplifier les calculs de diluer la concentration initiale dans 5 mL d'EPPI.

J'obtiens une dilution de 2,5 mg dans 5 mL soit 0,5 mg/mL.

Je souhaite 1 mg de DROLEPTAN® soit 2 mL de ma dilution. Je rajoute les 1 mg.

- Il me reste à calculer le **débit du pochon** de NaCl 0,9 % 50 mL à passer en une heure :

50 mL à passer sur 1 heure soit sur 60 minutes.

Donc par minute je dois passer :

$$\frac{\text{Volume en gouttes}}{\text{Durée en minutes}} = \frac{50 \text{ mL} \times 20 \text{ gouttes}}{60 \text{ minutes}} = 16{,}66 \text{ gouttes/minute}$$

Soit par défaut **17 gouttes/minute**.

QROC 27.04

Je calcule le débit du transfuseur.

Rappel : pour un transfuseur, 1 mL = 15 gouttes.

Donc 300 mL à passer sur 2 heures soit sur 120 minutes.

Donc par minute je dois passer :

$$\frac{\text{Volume en gouttes}}{\text{Durée en minutes}} = \frac{300 \text{ mL} \times 15 \text{ gouttes}}{120 \text{ minutes}} = 37{,}5 \text{ gouttes/minute.}$$

soit par défaut **37 gouttes/minute**.

QROC 27.05

- Je calcule le volume de CORDARONE® en mL à injecter sur 24 heures :

Produit en croix :

150 mg → 3 mL

750 mg → X mL ?

$$X = \frac{750 \text{ mg} \times 3 \text{ mL}}{150 \text{ mg}}$$ = **15 mL à injecter sur 24 heures.**

- J'établis la préparation pour un débit de 1 mL/heure :

Si le débit est de 1 mL/heure, 24 mL seront passés sur 24 heures.

Je vais compléter une seringue QSP 24 mL.

J'ai 15 mL de CORDARONE® :

24 mL - 15 mL = **9 mL de G 5 %** à rajouter afin de régler un débit à 1 mL/heure.

- Je calcule le volume de TILDIEM® en mL à injecter sur 24 heures :

Je dois injecter 200 mg/24 heures, cela correspond à :

200 mg ÷ 25 mg = 8 flacons de TILDIEM® pour 24 heures.

Chaque flacon est à diluer dans 2 mL d'EPPI.

Au total, j'obtiens un volume de 8 flacons × 2 mL = **16 mL.**

Le débit devra être de 1 mL/heure.

Je réalise donc une préparation pour obtenir une seringue QSP 24 mL :

24 mL - 16 mL = **8 mL de G 5 % à rajouter à ma solution** afin d'obtenir un volume de 24 mL et réaliser un débit à 1 mL/heure.

QROC 27.06

- Je dispose de flacons de 1 L, je vais donc planifier 1 L/12 heures afin de respecter la prescription de 2 L/24 heures.

Je planifie donc le 1er litre de **6h00 à 18h00**, puis le 2e litre de **18h00 à 6h00** du matin.

- Je prépare ma réanimation avec respectivement 2 g de NaCl et 2 g de KCl par litre.

Je dispose d'ampoules de 10 mL concentrées à 10 %, ce qui équivaut à :

10 g dans 100 mL ou 1 g dans 10 mL ou 1 mg/mL.

Dans chaque ampoule de 10 mL d'électrolytes il y a donc 1 g de produit actif.

Pour obtenir les 2 g par litre, je dois rajouter 2 ampoules de 10 mL (20 mL) NaCl à 10 % et 2 ampoules de KCl de 10 mL (20 mL) à 10 %.

• Je calcule le débit du perfuseur :

Je dois perfuser 1 000 mL/24 heures soit :

$$\text{Débit} = \frac{\text{Volume en gouttes}}{\text{Durée en minutes 1 000}}$$

$$\text{Débit} = \frac{1\,000 \text{ mL} \times 20 \text{ gouttes}}{12 \text{ heures} \times 60 \text{ minutes}}$$

Débit = 27,77 gouttes/minute

Soit **28 gouttes/minute par défaut**.

QROC 27.07

1. La poche de 500 mL de G 2,5 % doit passer en 8 heures, et celle de 1 L en 16 heures.

Soit la première poche sera posée à 10h00, la deuxième à 18h00.

Le bicarbonate de sodium à 1,4 % sera posé à 10h00 et le 2e à 22h00.

2. ***Le débit est le rapport d'un volume sur le temps. Le débit d'une perfusion s'exprime en gouttes par minutes. Pour le calculer, avant tout il faut convertir les quantités données en unités attendues en fonction de règles simples :***

1 L = 1 000 mL = 1 000 cc

1 mL = 20 gouttes

1 heure = 60 minutes

Formule de calcul de débit de perfusion : $\frac{\textit{volume en ml} \times 20 \text{ gouttes}}{\textit{heure} \times 60 \text{ minutes}}$

Pour l'exercice, 500 mL sur 8 heures et 1 000 mL/16 heures :

1 mL = 20 gouttes :

500 mL × 20 gouttes = 10 000 gouttes

1 000 mL × 20 gouttes = 20 000 gouttes

1 heure = 60 minutes

60 × 8 = 480 minutes

60 × 16 = 960 minutes

10 000 ÷ 480 = 20,83.

Soit 20 gouttes/minute par défaut ; 21 gouttes/minute par excès.

20 000 ÷ 960 = 20,83

Soit 20 gouttes/minute par défaut ; 21 gouttes/minute par excès.

3. 1 L de bicarbonate de sodium à 1,4 % sur 24 heures soit 500 mL en 12 heures.

1 mL = 20 gouttes

500 × 20 = 10 000 gouttes

60 × 12 = 720 minutes

10 000 ÷ 720 = 13,88

Soit 13 gouttes/minute par défaut ; 14 gouttes/minute par excès.

QROC 27.08

1. Sachant qu'un flacon de 10 mL d'insuline ACTRAPID® est dosé à 100 UI/mL, la quantité nécessaire pour 24 heures est de :

3 × 24 = 72 UI/jour.

Sachant que 1 mL contient 100 UI d'ACTRAPID, il faudra appliquer une règle de trois :

1 mL → 100 UI

X mL → 72 UI

Soit au total $\frac{1 \times 72}{100}$ = **0,72 mL**.

2. Pour simplifier, j'opte pour une concentration de 1 UI pour 1 mL, ce qui fera une vitesse de **3 mL/heure pour 3 UI/heure**.

3. Pour obtenir cette concentration il faut :

$$\frac{100 \text{ UI (1 mL du flacon)}}{100 \text{ mL}}$$

Soit : $\frac{50 \text{ UI (0,5 mL du flacon)}}{50 \text{ mL}}$

Soit 50 - 0,5 = **49,5 de NaCl à 0,9 %**.

4. Comme la préparation initiale est de 1 UI pour 1 mL, il suffit de réduire la vitesse de la seringue électrique à **2 mL/heure**.

QROC 27.09

1. La poche de 500 mL de G 5 % et les 2 g de KCL doivent passer en 24 heures, donc être posée à 14h00 jusque 14h00 le lendemain.

- Pour l'héparine, une seringue sera posée de **14h00 à 2h00** du matin car la prescription est sur 12 heures et de **2h00 à 14h00** pour la 2e seringue électrique.

2. Le débit en goutte par minute du G 5 % sur 24 heures :
1 mL = 20 gouttes
500 mL × 20 gouttes = 10 000 gouttes
1 heure = 60 minutes
24 heures × 60 = 1 440 gouttes
10 000 ÷ 1 440 = 6,94 soit **7 gouttes par minute**.
3. Sachant qu'une ampoule de KCL est dosée à 10 %, soit 10 g de KCL dans 100 mL.
On aura donc, dans 10 mL, 1 g de KCL.
Donc pour 2 g de prescrit, on prendra **20 mL de KCL** soit **2 ampoules**.
4. 5 mL d'héparine contiennent 25 000 UI.
J'applique une règle de trois :
5 mL → 25 000 UI
X → 7 000 UI

Soit : $\frac{3\,500 \times 5}{25\,000}$ = **1,4 mL d'héparine**.

Dans certains services des protocoles de préparation d'héparine en fonction du poids peuvent exister (dernières recommandations : prescription en UI par kg et par jour, UI/kg/jour), dans le cas contraire la dilution peut être effectuée dans 24, 36,48 mL (multiple de 12), avec une durée de perfusion de 6,12 ou 24 heures (multiples de 6).
Ces règles facilitent le calcul du débit de la seringue. Souvent ces préconisations font l'objet d'un protocole de services. Par exemple dans un service de cardiologie ou l'héparine est dilué dans 36 mL de G 5 % sur une durée de 6 heures, soit une vitesse de 6 mL/heure.
Dans le cas de l'exercice la prescription est de 7 000 UI/12 heures soit 3 500 UI sur 6 heures.
Donc **0,7 mL d'héparine dilué dans 35,3 mL de G 5 %, vitesse 6 mL/heure**.

QROC 27.10

- On doit passer 300 mL les 3 premières heures soit :
300 ÷ 3 = 100 mL/heure
Donc la pompe volumétrique sera réglée à **100 mL/heure les 3 premières heures**.
- Pour les 9 heures suivantes, il reste 200 mL à faire passer en 9 heures soit :
200 ÷ 9 = 22 mL/heure.
Soit un débit réglé à **22 mL/heure** sur la pompe.

QROC 28.01

- Je calcule la fréquence :

La fréquence sera de **toutes les 8 heures** puisque la prescription mentionne 3 fois par jour soit :
24 heures ÷ 3 = 8 heures.
L'heure de la première perfusion permettra la planification des autres injections.

- Je calcule le débit :

Sachant que 1 mL = 20 gouttes
110 mL (100 mL de la poche et 10 mL de l'antibiotique) × 20 = 2 200 gouttes à faire passer en 30 minutes soit **73 gouttes/minute**.

QROC 28.02

1. Je calcule le volume total de la perfusion :
En effet le KEFANDOL® est dosé à 1 g que l'on reconstitue avec 10 mL de solvant.
Sachant que la prescription est de 2 g, il faudra 2 flacons, reconstitués avec 2 ampoules de solvants à 10 mL soit 20 mL.
Ces 20 mL de produits reconstitués seront injectés dans la poche de 100 mL de G 5 %, soit **au total 120 mL**.
2. Je calcule le débit de la perfusion :
1 mL = 20 gouttes
120 mL = 2 440 gouttes
2 440 ÷ 30 = **80 gouttes/minute**.

QROC 28.03

Sachant que la prescription est de 8 mg/heure, le plus simple est de faire le calcul sur 10 heures :
Soit 80 mg d'INEXIUM® à préparer.
Soit **2 flacons** à reconstituer.
Le volume sera de 40 mL de glucosé à 5 % soit **80 mg dans 40 mL de G 5 %**.
La vitesse sera de 4 mL/heure pour obtenir une concentration de produit à **8 mg/heure**.

QROC 28.04

- Je calcule le débit nécessaire pour les produits sanguins :

1 mL = 15 gouttes

Donc pour 250 mL on a :

250 × 15 = 3 750 gouttes à faire passer en 1 heure soit en 60 minutes.

Donc 3 750 divisé par 60 = 62,5 gouttes soit **63 gouttes/minute pour le premier concentré globulaire**.

- Je calcule le débit nécessaire pour le deuxième :

C'est à passer en 1 heure 30 minutes soit en 90 minutes.

Donc 3 750 ÷ 90 = **42 gouttes/minute**.

QROC 28.05

1 ampoule de 5 mL contient 25 000 UI.

- Il me faut 20 000 UI :

Produit en croix :

5 mL → 25 000 UI

X → 20 000 UI

$$\frac{5 \times 20\,000}{25\,000} = \textbf{4 mL d'héparine}$$

- Il me faut une dilution pour obtenir un débit à 2 mL/heure :

Produit en croix :

2 mL → 1 heure

X mL → 24 heures

$$\frac{2 \times 24}{1} = 48 \text{ mL}$$

Il me faut donc une **seringue remplie à 48 mL**.

- J'ai déjà 4 mL d'héparine, je dois donc rajouter 44 mL de sérum physiologique.

48 mL/24 heures = **2 mL/heure**.

QROC 28.06

- Exemple de répartition horaire :

1 L/16 heures (8h00 → 0h00) + 500 mL/8 heures (0h00 → 8h00)

- Je calcule le débit en gouttes/minutes :

1 mL = 20 gouttes

1 L = 1 000 mL = 20 000 gouttes (1 000 × 20)

16 heures = 960 minutes (16 × 60)

Produit en croix :

20 000 gouttes → 960 minutes

X gouttes → 1 minute

$$\frac{20\,000 \times 1}{960} = 20{,}8$$

Soit **21 gouttes/minute par excès**.

(Même principe pour la poche de 500 mL)

QROC 28.07

Je dispose d'ampoules de 10 mg/10 mL.

Il me faut 48 mg.

48 ÷ 10 = 4,8 = 4 ampoules de 10 mL et 8 mL d'une 5e ampoule

Au total, on a 48 mg de LOXEN® dans 48 mL à passer en 24 heures.

Pour connaître le nombre de mL/heure à passer sur 24 heures, je divise le nombre de mL, soit 48, par le temps, soit 24 :

J'obtiens le nombre de mL/heure soit **2 mL/heure**.

QROC 28.08

10 % signifie 10 g pour 100 mL.

- Donc pour une ampoule de 10 mL, j'ai 1 g de potassium selon le produit en croix suivant :

10 g → 100 mL

X g → 10 mL

Soit $\frac{10 \times 10}{100} = 1$ g

- Il me faut 4 g, soit **4 ampoules** de 10 mL de KCl à passer en 6 heures.

Produit en croix :

40 mL → 6 heures

X mL → 1 heure

Soit :

$$\frac{40 \times 1}{6} = 6{,}66 \text{ mL/heure} = \mathbf{6{,}7\ mL/heure\ par\ excès}.$$

QROC 28.09

- Je calcule le nombre d'ampoules d'adrénaline nécessaire :

Le volume attendu tient compte de la concentration demandée : 1 mg/1 mL.

Une ampoule d'adrénaline : 5 mL/5 mg ou 1 mL/1 mg ; il n'est donc pas nécessaire de diluer le produit.

50 mg d'adrénaline = 5 mg × nombre d'ampoules, c'est-à-dire **10 ampoules**.

• Je calcule le débit (mL/heure) :

3,2 mg correspondent donc à 3,2 mL.

3,2 mg/heure correspondent à un **débit de 3,2 mL/heure**.

QROC 28.10

Le plus simple est de réaliser une seringue que je n'aie pas à modifier à chaque changement de dose.
Il me faut donc 1 UI d'ACTRAPID® pour 1 mL de solution, et adapter ma seringue vitesse 6 : le patient recevra une quantité de 6 unités/heure.
Pour ce faire, je prélève 50 UI d'ACTRAPID® et le ramène dans 50 mL de glucosé à 5 %, vitesse de la seringue à 6 mL/heure.

QROC 29.01

• Je prépare le produit :
Le patient pèse 80 kg, 80 × 3 = 240 mg de dobutamine que je ramène dans 50 mL de sérum physiologique.
Pour avoir ma quantité en mL je procède comme suit :
Le flacon fait 250 mg/20 mL, j'ai besoin de 240 mg.
Produit en croix :
250 → 20 mL
240 → X

$\frac{240 \times 20}{250}$ = 19,2 de dobutamine que je dilue dans 30,8 mL de sérum physiologique, ce qui fait une seringue de 50 mL en tout.

• Je l'administre à la seringue électrique à la vitesse de 6 mL/h qui correspond à 6 γ/kg/mn selon la prescription.

QROC 29.02

1. Prescription : RISORDAN® **4 mg/h** en PSE.
• Je calcule la quantité de RISORDAN® nécessaire sur 12 heures :
Sachant que je dispose d'ampoules de RISORDAN® de **10 mL/10 mg** et qu'il me faut obtenir un volume total de 24 mL, je peux déduire à l'aide d'un produit en croix qu'il faut :
4 mg → 1 heure

$X \rightarrow$ 12 heures

$\frac{4 \times 12}{1}$ = **48 mg/12 heures**.

• Je calcule le volume de RISORDAN® nécessaire sur 12 heures :

À partir du dosage de l'ampoule (10 mL/10 mg) je déduis que l'on a **1 mg/mL**.

Produit en croix :

1 mg → mL

48 g → X

$\frac{48 \times 1}{1}$ = **48 mL**.

• Je calcule le débit en mL/heure :

J'obtiens l'équivalence 48 mL = 48 mg/12 heures.

J'utiliserai donc 1 seringue de 24 mL de RISORDAN® sur 6 heures (sans volume de dilution complémentaire).

À partir de ce raisonnement et de la prescription, le débit de la seringue électrique sera donc de : **4 mL/heure**.

2. Sachant qu'1 mL = 20 gouttes.

J'ai 500 mL à passer.

Donc 500 × 20 = 10 000 gouttes.

Je dois passer le soluté en 24 heures.

Je dois convertir des heures en minutes comme suit :

1 heure = 60 minutes

24 heures = X

24 × 60 = 1 440 minutes

Pour connaître le nombre de gouttes/minute à passer en 24 heures, je dois diviser le nombre de gouttes par le temps :

10 000 ÷ 1 440 = 6,9 gouttes/minutes soit **7 gouttes/minute** par excès.

3. La patiente présente une glycémie à 3,5 g/L, donc je vais effectivement appliquer le protocole.

La vitesse de ma seringue sera de **4 mL/heure**.

L'intérêt de disposer de 2 ampoules de G 30 % dans la chambre est de pouvoir **agir rapidement en cas d'hypoglycémie**.

Ma patiente présente une glycémie capillaire à 0,80 g/L :

- J'arrête la seringue comme le précise le protocole puis je surveille la glycémie capillaire 15 minutes après.
- Puis toutes les heures jusqu'à ce que celle-ci remonte à 1,20 g.
- Puis je relance la seringue à la vitesse de 1 mL/heure.

4. Planification de l'administration de la thérapeutique :

Traitement/ horaires	8h00	10h00	12h00	14h00	16h00	18h00	20h00
G 5 % 500 mL	x	En continu					
LASILIX® 80 × 2	x						x
RISORDAN® 4 mg/heure		x	En continu				
LOVENOX® 1/jour						x	
G 5 % 1 L	x	En continu					
KCL 4 g	x						
Insuline PSE	x	En continu			x	En continu	
G 30 %	x						
O_2 1 L/minute	x	En continu					

Traitement/ horaires	22h00	0h00	2h00	4h00	6h00	8h00	10h00
G 5 % 500 mL	En continu					x	
LASILIX® 80 × 2						x	
RISORDAN® 4 mg/heure	En continu						x
LOVENOX® 1/jour							
G 5 % 1 L	En continu					x	
KCL 4 g						x	
Insuline PSE	En continu	x	En continu			x	
G 30 %							
O_2 1 L/minute	En continu						

QROC 29.03

La solution de KCl est concentrée à 10 % donc 100 mL contiennent 10 g de KCl.

Donc une ampoule de 10 mL contient :

$$\frac{10 \text{ mL} \times 10}{100} = \textbf{1 g de KCl.}$$

Pour obtenir 3 g de KCl il faudra :

3 × 10 mL = 30 mL, soit **3 ampoules de KCl de 10 mL à 10 %**.

QROC 29.04

$$\frac{10 \text{ mL} \times 30}{100} = 3 \text{ g.}$$

Une ampoule de glucose à 30 % pour 10 mL contient **3 g de glucose**.

QROC 29.05

- Je calcule le volume de NaCl :

1 ampoule de NaCl :

$$\frac{20 \text{ mL} \times 20}{100} = 4 \text{ g de NaCl.}$$

Donc pour obtenir 3 g il faut :

$$\frac{20 \text{ mL} \times 3 \text{ g}}{4 \text{ g}} = \textbf{15 mL de NaCl.}$$

- Je calcule le volume de KCl :

1 ampoule de KCl :

$$\frac{10 \text{ mL} \times 10}{100} = 1 \text{ g de KCl.}$$

Donc pour obtenir 1,5 g il faut :

$$\frac{10 \text{ mL} \times 1{,}5 \text{ g}}{1 \text{ g}} = \textbf{15 mL de KCl.}$$

Au total, j'ajouterai à la perfusion :

15 mL de NaCl + 15 mL de KCl + 40 mL de DECAN® = 70 mL d'électrolytes.

QROC 29.06

Il faut administrer 50 mL en 60 minutes.

Je calcule d'abord le débit pour une minute :

50 mL/60 minutes = 0,8333 = 0,83 mL/minute.

Je sais que 20 gouttes équivalent à 1 mL donc :

$$\frac{20 \text{ gouttes} \times 0{,}83 \text{ mL}}{1 \text{ ml}}$$ = **16,6 gouttes/minute**, soit par excès **17 gouttes par minute**.

QROC 29.07

• Je calcule le débit :

50 mL/30 minutes = 1,66 mL/minute

Je sais que 20 gouttes équivalent à 1 mL donc :

$$\frac{20 \text{ gouttes} \times 1{,}66 \text{ mL}}{1 \text{ ml}}$$ = 33,2 gouttes/minute, soit par défaut : **33 gouttes/minute**.

• Je planifie sur 24 heures :

24 heures ÷ 3 = 8 heures donc le PERFALGAN® est à administrer toutes les 8 heures.

Soit, d'après la prescription :

8h00-8h30 ; **16h00-16h30** ; **0h00-0h30**.

QROC 29.08

1. Je calcule le volume d'électrolytes à perfuser :

• Calcul du volume de KCl :

1 ampoule de KCl :

$$\frac{10 \text{ mL} \times 10}{100}$$ = 1 g.

Donc pour obtenir 4 g :

4 × 10 mL = **40 mL**

Soit 40 mL ÷ 10 mL = **4 ampoules**

• Calcul du volume de magnésium :

1 ampoule de Mg :

$$\frac{10 \text{ mL} \times 10}{100}$$ = 1 g.

Donc pour obtenir 4 g :

4 × 10 mL = **40 mL**

Soit 40 mL ÷ 10 mL = **4 ampoules**

• Calcul du volume de vitamine B6 :

$$\frac{1\,000 \text{ mg} \times 5 \text{ mL}}{250 \text{ mg}}$$ = 20 mL

Soit 20 mL ÷ 5 mL = **4 ampoules**

• Calcul du volume de vitamine B1 :

$$\frac{200 \text{ mg} \times 2 \text{ mL}}{100 \text{ mg}} = 4 \text{ mL}$$

Soit 4 mL ÷ 2 mL = **2 ampoules**

• Calcul du volume de vitamine PP :

$$\frac{500 \text{ mg} \times 2 \text{ mL}}{100 \text{ mg}} = 10 \text{ mL}$$

Soit 10 mL ÷ 2 mL = **5 ampoules**

2. Je calcule le débit de la perfusion :

J'ai deux possibilités au moment de la préparation :

a. Soit je retire la quantité de G 2,5 % équivalente au volume d'électrolytes.

b. Soit j'ajoute le volume d'électrolytes à la quantité de G 2,5 %.

Ce qui donne :

a. 1 000 mL de G 2,5 % ÷ 24 heures = **41,66 mL/heure**.

b. $$\frac{1\,000 \text{ mL de G } 2{,}5\,\% + 40 \text{ mL} + 40 \text{ mL} + 20 \text{ mL} + 4 \text{ mL} + 10 \text{ mL}}{24 \text{ heures}}$$

= **46,41 mL/heure**

3. Je planifie la perfusion sur 24 heures :

De 8h00 à 20h00 : une poche 500 mL de glucose 2,5 % + 2 g de KCl + 2 g de Mg + 500 mg de vitamine B6 + 100 mg de vitamine B1 + 200 mg de vitamine PP.

De 20h00 à 8h00 : une poche 500 mL de glucose 2,5 % + 2 g de KCl + 2 g de Mg + 500 mg de vitamine B6 + 100 mg de vitamine B1 + 300 mg de vitamine PP.

QROC 29.09

J'effectue un calcul en croix pour connaître les volumes à injecter :

• Pour le LOXAPAC® :

50 mg → 2 mL

200 mg → X mL ?

$$X \text{ mL} = \frac{200 \text{ mg} \times 2 \text{ mL}}{50 \text{ mg}} = 8 \text{ mL}$$

• Pour l'HYPNOVEL®, j'ai une solution concentrée à 1 mg/mL :

Donc pour obtenir les 5 mg, j'ai besoin de prélever l'ampoule entière de **5 mL**.

QROC 29.10

- Concernant le LASILIX®, je dois injecter 40 mg.

Je dispose d'ampoules concentrées à 20 mg/2 mL soit 10 mg/mL.

Je devrai donc injecter 4 mL de la solution **soit 2 ampoules**.

- Concernant le RISORDAN®, je dois préparer une seringue de titration afin d'injecter aisément 3 mg/5 minutes.

Je dispose d'ampoules concentrées à 10 mg/mL soit 1 mg/mL.

Je devrai donc injecter 3 mg soit **3 mL de RISORDAN®**.

QROC 30.01

- AUGMENTIN® :

Je calcule la quantité et la planification de l'administration après une première injection à 3H00 :

1,5 g × 3/24 heures

Soit 1,5 ÷ 3 = **500 mg par injection** à diluer dans 50 mL à **3H00** puis (24 h ÷ 3 = toutes les 8 heures), **11H00**, **19H00**.

Je calcule le débit :

$$\frac{\text{Volume en gouttes}}{\text{Durée en minutes}} = \frac{50 \text{ mL} \times 20 \text{ gouttes}}{60 \text{ minutes}} = 16{,}66 \text{ gouttes/minute.}$$

Soit par défaut **17 gouttes/minute**.

- Gentamycine :

Je calcule le volume qu'il me faudra prélever pour obtenir 280 mg de gentamycine :

1 ampoule de 160 mg + 1 ampoule de 80 mg + 1 ampoule de 40 mg = 280 mg (6 mL)

Je calcule le débit :

$$\frac{\text{Volume en gouttes}}{\text{Durée en minutes}} = \frac{50 \text{ mL} \times 20 \text{ gouttes}}{2 \times 60 \text{ minutes}} = 8{,}33 \text{ gouttes/minute.}$$

Soit par défaut **8 gouttes/minute**.

QROC 30.02

- Je calcule la concentration des seringues :

Les concentrations doivent dorénavant être précisées en mg/mL plutôt qu'en %.

Rappelons qu'une concentration de 7,5 mg/mL correspond à une concentration de 0,75 %, une concentration de 2 mg/mL = 0,2 %.

Le médecin prélève 10 mL de la concentration de 7,5 mg/mL :

10 × 7,5 mg = **75 mg**.

Il prélève également 10 mL de la concentration de 2 mg/mL :

10 × 2 mg = **20 mg**.

J'obtiens donc une seringue contenant 95 mg/20 mL.

Soit une concentration de 95 mg ÷ 20 mL = **4,75 mg/mL**.

- Je calcule la dose injectée en mg :

Le médecin injecte 30 mL.

Cela correspond à 4,75 mg × 30 mL = **142,5 mg de NAROPEINE® injectée**.

QROC 30.03

Les tubulures utilisées auront un débit de 15 gouttes/mL.

1. Plaquettes :

10 mL/minute, le débit sera :

10 mL × 15 gouttes = **150 gouttes/minute**.

PFC :

$$\frac{\text{Volume en gouttes}}{\text{Durée en minutes}} = \frac{200 \text{ mL} \times 15 \text{ gouttes}}{60 \text{ minutes}} = \textbf{50 gouttes/minute}.$$

2. Dopamine :

1re méthode

La seringue de dopamine est concentrée à :

250 g pour 50 mL

Soit $\frac{250}{50}$ = 5 mg par mL

Le débit étant de 5 mL/heure, la patiente reçoit donc :

5 × 5 = 25 mg/heure

Or 25 mg = 25 000 γ

En une minute, la patiente reçoit donc : $\frac{25\,000}{60}$ = 416,66 γ/minute

La patiente pèse 60 kg, donc : $\frac{416,66}{60}$ = **6,94 γ/kg/minute**.

2e méthode

Je calcule la dose reçue en 24 heures par la patiente :

Volume en 24 heures :

5 mL × 24 heures = 120 mL

Dose de dopamine en mg/24 heures :
250 mg de dopamine sont dilués dans 50 mL.
Soit X mg dans 120 mL.

$$X = \frac{120 \text{ mL} \times 250 \text{ mg}}{50} = 600 \text{ mg de dopamine.}$$

Dose de dopamine reçue par la patiente par kg/24 heures :
600 mg ÷ 60 kg = 10 mg/24 heures/kg
Dose de dopamine® reçue par la patiente en γ/kg/minute :
10 mg/24 heures/kg soit par minute :
10 mg ÷ 24 heures × 60 minutes = 0,00694444 mg/kg/minute
Soit **(1 mg = 1 000 γ)**, 0,00694 mg = **6,944 γ/kg/minute**.

QROC 30.04

Je calcule les différents volumes de pertes et compensation :

Horaire	14h00	17h00	20h00	23h00	02h00	05h00
Volume de recueil	0 mL	150 mL Recueil effectué entre 14H00 et 17H00	60 mL Recueil effectué entre 17H00 et 20H00	180 mL Recueil effectué entre 20H00 et 23H00	170 mL Recueil effectué entre 23H00 et 2h00	100 mL Recueil effectué entre 2H00 et 5H00
Volume total cumulé	0 mL Valeur initiale de départ	150 mL	210 mL	**390 mL**	Total de 560 mL	Total de 660 mL
Compensation	0	0	0	0	**160 mL** Total – valeur seuil = 560 - **400**	**100 mL**

1. Volume des pertes digestives à 23h00 : **390 mL**
2. Volume de compensation administré à 2h00 : **160 mL**
3. Volume de la compensation administré à 5h00 : **100 mL**
4. Le seuil est dépassé à 2h00.

De fait, tous les volumes recueillis seront alors compensés au fur et à mesure.

À 5h00, le volume à compenser est donc de 100 mL sur les 3 prochaines heures.
Débit = 100 ÷ 3 = 33,33 mL/heure
Soit **34 mL par excès**.
Le débit de Ringer lactate est donc de 34 mL/heure.
Il faut noter que la prescription peut être libellée ainsi : « Si aspiration gastrique ⩾ 400 mL : compenser volume à volume. »
La forme de la prescription, bien que différente, impose un raisonnement identique.
Ainsi, les calculs de compensation se feront à partir du dépassement du seuil de 400 mL puis volume par volume toutes les 3 heures.

QROC 30.05

Pour rappel :

kg	hg	dag	g	dg	cg	mg			µg/g

1 gamma (γ) = 1 microgramme (µg)
1 µg = 0,000 001 g = 10^{-3} mg = 10^{-6} g
donc 1 mg = 1 000 γ

1. Je calcule la quantité de produit actif à administrer en une heure :
Selon la prescription : dopamine 3,5 γ/kg/minute.
Sachant que la patiente fait 52 kg, alors :
3,5 γ × 52 kg = 182 γ/minute
Donc 182 × 60 minutes = 10 920 γ/heure.
Soit une **quantité de produit actif de 10 920 γ = 10,92 mg**.

2. Je calcule le volume de dopamine à administrer en 1 heure :
En tenant compte du dosage d'un flacon de dopamine à 200 mg/5 mL, alors :
200 mg → 5 mL
Et 10,92 → x mL
Donc x = (5 × 10,92)/200 = 0,273 mL soit 0,27 mL/défaut
Le volume de dopamine à administrer en 1 heure est de 0,27 mL.

3. Je calcul le débit du PSE :
La seringue préparée contient 200 mg pour un volume de 50 mL.
Par proportionnalité, cela revient à dire qu'il y a 4 mg de dopamine dans 1 mL de solution.
Donc pour le débit de la SAP :
Si 4 mg → 1 mL
Et 10,92 mg → *X*

Alors $X = 10{,}92/4 = 2{,}73$.

Le débit de la seringue est de 2,73 mL/heure.

4. Je calcule la dose de dopamine à administrer sur 24 heures après modification de la prescription médicale :

D'après la nouvelle prescription, il faut passer 5 γ × 52 kg = 260 γ/minute.

Autrement dit : 260 × 60 minutes = 15 600 γ/heure.

Soit 374 400 γ/24 heures.

Sachant que 1 mg = 1 000 γ, j'ai 374 400 ÷ 1 000 = **374,4 mg/24 heures**.

QROC 30.06

1. En reprenant la règle d'Evans, je trouve :

2 mL × poids en kg × % de surface brûlée.

2 mL × 53 kg × 35 % = 3 710 mL de Ringer lactate.

Il reste donc 3 710 - 1 900 = **1 810 mL à passer sur les 16 heures**.

Pour information :

- ***cette formule s'applique pour les brûlures touchant au plus à 50 % du corps.***
- ***dans le cas de brûlures graves, un remplissage précoce est fondamental. Celui-ci doit représenter au minimum la moitié des volumes prévus sur les 24 h et doit être perfusé en moins de 8 h !***

2. Débits de perfusion du Ringer lactate :

- Je calcule le débit des 8 premières heures :

1 900 ÷ 8 = **237,5 mL/heure à passer sur le 8 premières heures**.

- Je calcule le débit des 16 heures suivantes :

1 810 ÷ 16 = 113,125 mL/heure

Soit **113 mL/heure par défaut à passer sur les 16 heures suivantes**.

QROC 30.07

1. Je dois diluer une ampoule de 10 milligrammes de morphine (soit 1 mL) dans 9 mL de sérum physiologique, afin d'avoir un total de 10 mL. J'obtiens ainsi une concentration de 1 mg/mL.

2. Je calcule la dose initiale de morphine que je dois injecter à François :

0,15 × 71 = **10,65 mg de morphine**.

QROC 30.08

1. À partir de la concentration d'un flacon d'héparine, je peux déduire que :

1 mL = 5 000 UI.

Je dois répartir 24 000 UI en 2 seringues.
Soit 24 000 ÷ 2 = 12 000 UI/seringue.
Si 1 mL → 5 000 UI
X mL → 8 000 UI

$$X = \frac{12\,000 \times 1}{5\,000}$$

X = 2,4 mL

Pour chaque seringue, je devrai donc prélever du flacon **2,4 mL d'héparine**.

En fonction des protocoles de service, les seringues peuvent se préparer avec des volumes multiples de 12 (12, 24, 36 ou 48 mL) afin de faciliter le calcul de la vitesse.

Prenons l'exemple d'un volume total souhaité de 36 mL :

Il faudra donc prélever 2,4 mL d'héparine complétée avec 33,6 mL de sérum physiologique.

2. Je calcule la vitesse de chaque seringue :
En conséquence et compte tenu du volume total de la seringue, il faut que passent 36 mL sur 12 heures.
Donc 36 ÷ 12 = 3 mL/heure.
La vitesse de la seringue est ainsi de **3 mL/heure** (c'est-à-dire V3).

QROC 30.09

1. Certains éléments sont absents de l'énoncé. Cependant, la consultation du Vidal® me permet d'affirmer que le PROFENID® est reconstitué dans un volume de 100 mL de solution isotonique.

2. Je calcule le débit de la perfusion en gouttes/minute :
Je sais que 1 mL = 20 gouttes alors :

$$\text{Débit} = \frac{100 \text{ mL} \times 20}{20} = 100 \text{ gouttes/minute.}$$

Le débit de la perfusion de PROFENID® est donc de 100 gouttes/minute.

QROC 30.10

1. Je calcule le débit de la pompe volumétrique pendant les 24 premières heures :

- Dans les 6 premières heures :

400 mL/6 heures = **66,6 mL/heure**.

• Dans les 18 prochaines heures :

$$\frac{\text{Volume total - Volume initialement passé}}{\text{18 heures}} = \frac{1\,300 \text{ mL} - 400 \text{ mL}}{\text{18 heures}}$$

= **50 mL/heures**

2. Selon la prescription il faut 240 mg **pour chaque prise** de PRODAFALGAN® (et non 240 × 4 = 960 mg par prise !)

Donc si 1 000 mg (1 g) → 5 mL

Alors 240 mg → *X* mL

$$X = \frac{5 \times 240}{1\,000} = 1{,}2 \text{ mL de PRODAFALGAN®.}$$

Il faudra donc que je prélève 1,2 mL de PRODAFALGAN®.

Je dois compléter la seringue avec du G 5 % à hauteur de 8 mL.

Il me faut donc :

8 - 1,2 = **6,8 mL de G 5 %**.

3. Je calcule la vitesse de cette seringue :

Je sais que le volume total de la seringue est de 8 mL à passer sur 20 minutes (4 prises sont prescrites).

Si 8 mL → 20 minutes, la règle de proportionnalité implique que :

24 mL → 60 minutes (1 heure)

$$\text{Ou } V = \frac{8 \times 60}{20} = 24 \text{ mL/h soit V24.}$$

QROC 31.01

1. Je calcule la dose d'insuline pour une seringue de 50 mL, afin d'obtenir une concentration de 1 mL = 1 UI, grâce à une règle de 3 :

1 mL → 1 UI

50 mL → *X* UI ?

$$\frac{50 \times 1}{1} = 50 \text{ UI d'insuline dans la seringue de 50 mL}$$

Je calcule la quantité en mL d'insuline à prélever dans le flacon, grâce à une règle de 3 :

10 mL → 1 000 UI

X mL ? → 50 UI

$$\frac{50 \times 10}{1\,000} = 0{,}5 \text{ mL d'insuline}$$ à prélever dans le flacon d'ACTRAPID® de 10 mL.

Je dilue les 0,5 mL d'insuline avec 49,5 mL de NaCl 0,9 % ou de G5 % ou de l'EPPI.

2. Comme 1 UI = 1 mL, je règle le PSE sur **2 mL/heure**.

QROC 31.02

1. Je souhaite obtenir une seringue avec une concentration facile et pratique d'utilisation, pour s'adapter au changement de prescription.

- Je souhaite au final obtenir une concentration :

HYPNOVEL® 2 mg = 1 mL ou 1 mg = 1 mL
SUFENTA® 5 microgramme = 1 ml ou 1 microgramme = 1 mL
D'autres concentrations sont bien entendu possibles.

- Je calcule la dose pour une seringue de 50 mL, afin d'obtenir une concentration d'HYPNOVEL® de 1 mL = 1 mg, grâce à une règle de 3 :

1 mL → 1 mg
50 mL → X mg ?

$\frac{50 \times 1}{1}$ – 50 mg d'HYPNOVEL® dans la seringue de 50 mL.

Je choisi un flacon d'HYPNOVEL® de **50 mg/10 mL**, que je dilue avec 40 mL d'EPPI.

- Je calcule la dose pour une seringue de 50 mL, afin d'obtenir une concentration de SUFENTA® de 1 mL = 1 µg, grâce à une règle de 3 :

1 mL → 1 µg
50 mL → X µg ?

$\frac{50 \times 1}{1}$ = 50 µg de SUFENTA® dans la seringue de 50 mL.

Je choisi une ampoule de 50 µg/10 mL, que je dilue avec 40 mL d'EPPI.

2. HYPNOVEL® 10 mL/heure.
SUFENTA® 10 mL/heure.

QROC 31.03

1. Je souhaite obtenir une seringue avec une concentration facile et pratique d'utilisation, pour s'adapter au changement de prescription.

- Je souhaite au final obtenir une concentration :

NIMBEX® 2 mg = 1 mL ou 1 mg = 1 mL
D'autres concentrations sont bien entendu possibles.

- Je calcule la dose pour une seringue de 40 mL, afin d'obtenir une concentration de NIMBEX® de 1 mL = 1 mg, grâce à une règle de 3 :

1 mL → 1 mg
40 mL → X mg ?

$\frac{40 \times 1}{1}$ = **40 mg** de NIMBEX® dans la seringue de 40 mL.

Je prends 4 ampoules de NIMBEX® soit 40 mg/20 mL, que je dilue avec 20 mL d'EPPI.

2. Débit : 5 mL/heure.

QROC 31.04

1. PERFALGAN® : calcul de la dose par prise = posologie × poids.
15 × 18 = **270 mg de PERFALGAN® par prise**.
Pour trouver la dose quotidienne, on multiplie par 4 la dose par prise :
270 × 4 = **1 080 mg par jour**.
NUBAIN® : calcul de la dose par prise = posologie × poids.
0,2 × 18 = **3,6 mg de NUBAIN® par prise**.
Pour trouve la dose quotidienne, on multiplie par 4 la dose par prise :
3,6 × 4 = **14,4 mg par jour**.
2. Produit en croix :
2 mL → 20 mg
X mL ? → 3,6 mg
$\frac{3{,}6 \times 2}{20}$ = **0,36 mL de NUBAIN®** à prélever avec une seringue de 1 mL.
Mais cette préparation manque de précision et n'est pas simple à réaliser.

L'idéal est de diluer l'ampoule de 2 mL avec 8 mL d'EPPI. On obtient la concentration suivante : 20 mg pour 10 mL soit **2 mg pour 1 mL**.
Produit en croix :
1 mL → 2 mg
X mL ? → 3,6 mg
$\frac{3{,}6 \times 1}{2}$ = **1,8** mL **de NUBAIN®** à prélever avec une seringue de 2 mL
3. 1,8 ml de Nubain + 18,2 ml EPPI = 20 ml. Débit : 60 ml/h.
4. Pour une prise : 270 mg de PERFALGAN®. Un flacon de 50 mL de PERFALGAN®. Selon le produit en croix :
$\frac{270 \times 50}{500}$ = **27 mL de PERFALGAN®**.

QROC 31.05

1. 500 µg à diluer dans 50 mL de NaCl 0,9 %. Sur 5 heures : débit **10 mL/heure**.
2. Dose totale divisée par 5 heures : 500 ÷ 5 = **100 µg**.

QROC 31.06

1. NAROPEINE® : 0,8 mg × 50 mL = 40 mg
SUFENTA® : 0,25 µg × 50 mL = 12,5 µg.

2. Dans un flacon de 20 mL de NAROPEINE® de 2 mg/mL, il y a :
20 × 2 = 40 mg de NAROPEINE®.

- J'ai besoin de 12,5 µg de SUFENTA®. Dans l'ampoule, il y a 5 µg de SUFENTA® pour 1 mL, donc pour obtenir 12,5 µg de SUFENTA®, je dois prélever 2,5 mL dans l'ampoule.

1 mL → 5 µg
X mL ? → 12,5 µg

$$\frac{12{,}5 \times 1}{5} = \textbf{2,5 mL}$$

- Au total, dans la seringue de 50 mL : 20 mL de NAROPEINE® et 2,5 mL de SUFENTA® et 27,5 mL d'EPPI.

QROC 31.07

1. Il faut calculer le volume par minute qui est égal à : volume courant × fréquence respiratoire, soit 400 × 10 = 4 L/min.
Cependant la FiO_2 est réglée sur 50 % : le respirateur administre la moitié d'oxygène à la patiente et la moitié d'air.
Donc la patiente consomme **4 L/minute ÷ 2 = 2 L/minute d'O_2**.
2. La patiente consomme 2 L/minute d'O_2. Il faut ajouter les besoins du respirateur soit 2 L/minute. Au total, le besoin d'O_2 est de 4 L/minute.
Soit sur 1 heure : 4 × 60 = 240 litres.
Il faut ajouter la marge de sécurité de 10 %, soit 24 litres, ainsi :
240 + 24 = 264 litres d'oxygène pour 1 heure d'examen.
Ma bouteille, selon la loi de Boyle-Mariotte : Pression × Volume = Constante, contient 250 × 5 = 1 250 L d'oxygène.
240 L → 1 heure
1 250 L → *X* heure ?

$$\frac{1\,250 \times 1}{240} = \textbf{5,0}$$ soit **5 heures d'autonomie**.

QROC 31.08

1. Dans une seringue de 5 mL, il faut 500 µg d'atropine.
Or une ampoule de 0,5 mg contient 500 µg d'atropine.
Je prélève 1 mL de l'ampoule, j'ajoute 4 mL d'EPPI, et j'obtiens du 100 µg par mL.
2. Poids × Posologie = 20 × 20 = 400 µg soit **4 mL d'atropine**.

QROC 31.09

- Une ampoule de 5 mg/1 mL contient 5 000 μg de produit actif (pour rappel : 1 mg = 1 000 μg).
- La seringue de 10 mL à 50 μg/mL, contient 500 μg de produit actif.
- Je dilue l'ampoule de NEOSYNEPHRINE® dans un pochon de 100 mL de sérum physiologique.

J'obtiens d'après un produit en croix :

5 000 μg → 100 mL

X μg ? → 1 mL

$$\frac{1 \times 5\,000}{100} = 50 \ \mu g/mL$$

- On prélève 10 mL du pochon, soit **500 μg**.

QROC 32.01

1. L'infarctus du myocarde est la **nécrose** d'une partie du muscle cardiaque.
Cette nécrose est engendrée par l'occlusion d'une artère coronaire par un thrombus.
Ce **thrombus** est souvent constitué par des plaques d'athérome, la fabrication d'athérome est liée à l'accumulation de graisses (LDL) dans les parois artérielles.
Le risque d'atteinte coronaire est d'autant plus élevé que le nombre de facteurs de risques est important.
Madame REMY présente plusieurs facteurs de risque soit le tabagisme, le surpoids, le stress qui favorise la formation d'athérome.
2. Intérêt des différents examens :

- **Le TP** renseigne sur le **facteur prothrombine** et la capacité du foie à élaborer ce facteur de coagulation. Il s'agit de dépister une anomalie de coagulation avant un examen à risque hémorragique. Un traitement par héparine ne modifie pas le TP. Le TP normal se situe entre 80 % et 100 %.
- Le **TCA** renseigne sur la **coagulation globale**. Le temps témoin de coagulation est de 33 secondes. Un traitement anticoagulant efficace correspond à un temps témoin × 2 à 3 :
  - Si TCA < à 2 : traitement inefficace ;
  - Si TCA > 3 : risque hémorragique.
- Le **dosage des plaquettes** permet de dépister une **thrombopénie**, qui est un effet secondaire au traitement par héparine. Les chiffres obtenus

vont servir de référence car la thrombopénie intervient plus tardivement.

- **CPK** et **troponine** :
  - dosage de **taux d'enzymes** qui se trouvent augmentées quand il y a une lésion des tissus ;
  - ce taux renseigne sur la **taille de la nécrose** : plus les taux sont élevés, plus la masse nécrosée est étendue.
- **Créatinine** : le dosage de la créatinine constitue le **mode d'évaluation de la fonction rénale**. En effet, la créatinémie est le principal indicateur du fonctionnement rénal. Un taux élevé de créatinine, signe d'un **dysfonctionnement rénal**, révélerait une insuffisance rénale qui pourrait être une contre-indication à la coronarographie.

3. Préparation en urgence de Madame REMY :

- Je préviens le médecin de l'arrivée de la patiente.
- J'accueille Madame REMY et l'aide, avec l'aide-soignant, à s'installer dans le lit et la déshabille complètement (je retire les bijoux, la montre également...).
- Je demande à la patiente les coordonnées d'une personne à prévenir et la contacte dès que possible.
- J'informe Madame REMY de façon simple sur les soins réalisés et sur la nécessité du repos strict au lit.
- Je branche le monitoring cardiaque (je pose les électrodes et mets le brassard à tension).
- Je réalise un ECG.
- Je branche l'oxygène 3 L/minute et mets le saturomètre à O_2 à un doigt de la patiente. Je surveille les résultats, observe la respiration (fréquence et amplitude).
- J'évalue la douleur de Madame REMY (description de la douleur, utilisation d'échelle d'autoévaluation, faciès, position...).
- Je surveille le point de ponction, que la perfusion est bien en place, que le pansement est propre, le débit de perfusion et la seringue électrique sont corrects.
- Je prélève le bilan pré-coronarographie :
  - iono, urée, créatinine, glycémie ;
  - CPK, troponine ;
  - NFS ;
  - TP, INR, TCA ;
  - groupe rhésus et RAI.
- Je remplis les bons de laboratoire et expédie les prélèvements en urgence aux laboratoires concernés.

- J'assiste, si cela m'est possible, à l'entretien entre le médecin et la patiente (afin de connaître les explications données par le médecin et pouvoir répondre aux questions ultérieures de la patiente).
- Je donne 1 comprimé d'ATARAX® 100 mg à Madame REMY avec un peu d'eau, je lui explique que c'est pour l'aider à se détendre et calmer son anxiété.
- Je prépare le dossier :
  - formulaire pré-coronarographie et post-coronarographie ;
  - feuille de température avec : nom du médecin traitant, nom du cardiologue ;
  - coordonnées de la personne de confiance ;
  - poids, taille ;
  - traitement ;
  - TA, pouls, T° ;
  - résultats de laboratoire (je les annote sur la fiche pré-coronarographie et joins le document original du laboratoire) pour les examens réalisés avant le départ de Madame REMY (si cela s'avère impossible, je préviens l'infirmier de coronarographie des résultats manquants, il se chargera de les récupérer).
- Je m'assure que toutes les observations sont notées dans le dossier de soins.
- Après avoir mis la patiente sous scope/défibrillateur et allumé l'écran pour avoir un tracé, j'arrête le monitoring de la chambre et Madame REMY est transférée le plus rapidement possible en salle de coronarographie. Je n'oublie pas de lui expliquer ce qui se passe, en la rassurant. Je pense bien à prendre le dossier.

4. Surveillance en post-coronographie par voie radiale :

- **Perfusions** et les seringues électriques si pas de changement de réglages pendant le transfert.
- **Point de ponction** : hématome, état du pansement compressif, observations (même si RAS) à faire figurer sur la feuille de surveillance.
- **Hémodynamisme** : TA, pouls toutes les heures pendant les 4 premières heures puis toutes les 2 heures, mise en place d'une feuille de surveillance post examen.
- **Douleur** (description, échelle EVA, faciès, position).
- **Diurèse** : faire boire +++ pour éliminer le produit de contraste, faire attention à la reprise de la diurèse, bilan entrées/sorties, s'assurer que la patiente a toujours de l'eau fraîche à porter de main.

- Signes évocateurs de la **phlébite** : mobilité, chaleur, sensibilité du membre inférieur et concordance avec l'autre membre, recherche de signes de phlébite.
- **Risque hémorragique** (épistaxis, gingivorragie, hématurie, hématomes...), risque augmenté car la patiente est sous héparine.

5. ***Problème réel de Madame REMY :***

- **Infarctus du myocarde** : lié à l'accumulation probable de plaques d'athérome dans les artères coronaires (la coronarographie permettra de préciser la localisation et de dilater l'artère coronaire par pose de dispositif).

→ Favorisé par :
- la surcharge pondérale ;
- le tabagisme important de Madame REMY ;
- le stress de la vie professionnelle ;
- l'HTA.

→ Se manifestant par la clinique (douleur rétrosternale irradiante) et l'élévation probable des enzymes cardiaques (en attente de résultat du bilan biologique).

- **Anxiété** : liée au changement brusque de son état de santé, à la découverte de la gravité de sa maladie.

→ Favorisée par : l'attente des résultats de la coronarographie.

→ Se manifestant par l'expression d'une certaine angoisse : Madame REMY dit vouloir téléphoner rapidement à son conjoint et a peur de mourir.

Problème potentiels :

- **Risque de mort subite** par extension du territoire nécrotique (avec troubles du rythme associés)
- **Risque de perturbation de ses habitudes de vie.**

→ Facteurs favorisants : durée de l'hospitalisation, arrêt de travail prolongé et suivi à distance avec mise en place d'un traitement médicamenteux et d'un régime alimentaire adapté.

Diagnostics infirmiers :

- Peur : liée à la gravité de sa maladie et se manifestant par ses dires (déjà cités).
- Excès nutritionnel : lié à son goût en matière alimentaire et son mode de vie (travail stressant, tabac et repas d'affaires copieux).

→ Se manifestant par son poids : 81 kg (IMC à 29,8 kg/m^2 à la limite de l'obésité) et les informations tirées de l'interrogatoire médical.

D'autres problèmes ou diagnostics sont envisageables à partir du moment où ils sont argumentés logiquement et/ou s'ils s'appuient sur leur définition.

Les diagnostics infirmiers sont à distinguer des problèmes médicaux dont les signes associés peuvent représenter autant de problèmes et donc de diagnostics infirmiers (ex. : douleur).

Dans ce cas, le problème médical est prioritaire (il est alors inutile de reprendre le signe évoqué en tant que diagnostic puisque les actions qui lui sont associées sont les mêmes !).

6. Je calcule la vitesse de la seringue électrique d'héparine :

- La prescription est la suivant 300 UI/kg/24 heures à la seringue électrique.

Soit au total : 300 UI × 80 = **24 000 UI/24 heures**.

- Sachant qu'un flacon de 5 mL contient 25 000 UI alors :

1 mL = 5 000 UI

Le volume d'héparine nécessaire est de 24 000 ÷ 5 000 = **4,8 mL**.

- En conséquence, je dois prélever 4,8 mL d'héparine que je compléterai dans un volume de sérum physiologique.

Ici je veux obtenir un volume total de 48 mL pour 24 heures :

Le volume de sérum physiologique sera donc de :

48 mL - 4,8 mL = 43,2 mL

Soit une vitesse de :

48 mL ÷ 24 heures = **2 mL/heure**.

Le volume de 48 mL est choisi arbitrairement. Tout autre volume multiple de 24 (24 mL ou 36 mL) est pertinent. L'objectif est de simplifier le calcul du débit.

Exos Mémo 24										
	01	02	03	04	05	06	07	08	09	10
Service										
Chirurgie										
Médecine										
Oncologie										
Pédiatrie	x	x	x	x	x	x	x	x	x	x
Réanimation										
Urgences										
Urgences cardiologiques										
Urgences infectieuses										
Urgences psychiatriques										
Urgences traumatologiques										
Soins intensifs cardiologie									x	
Voie d'administration										
Voie intramusculaire							x			
Voie intra-rectale						x				
Voie intraveineuse								x	x	x
Voie orale	x	x	x	x	x					
Voie pulmonaire										
UE										
UE 2.11 - S1	x	x	x	x						
UE 4.3 - S4						x				

Exos Mémo 24										
	01	02	03	04	05	06	07	08	09	10
UE 4.4 – S2							x	x	x	
UE 4.4 – S4										x
Type de traitement										
AINS										
Analgésique – Morphine										
Anesthésique local							x			
Antalgique				x						
Anti-arythmique										
Antibiotique	x		x				x	x	x	x
Anticoagulant										
Antiémétique										
Antiépileptique					x					
Antihypertenseur										
Anti-inflammatoire		x								
Antiulcéreux										
Anxiolytique						x				
Benzodiazépine										
Catécholamine										
Chimiothérapie anticancéreuse										
Dérivés nitrés										
Diurétique										
Dioxygène										
Glucose										
Insuline										
Neuroleptique										
Opioïde										
Perfusion avec électrolytes										

Exos Mémo 24										
	01	02	03	04	05	06	07	08	09	10
Produits dérivés du sang										
Réanimation hydroélectro-lytique										

Exos Mémo 25										
	01	02	03	04	05	06	07	08	09	10
Service										
Chirurgie										
Médecine			x	x						
Oncologie										
Pédiatrie	x	x								
Réanimation					x	x	x	x	x	x
Urgences										
Urgences cardiologiques										
Urgences infectieuses										
Urgences psychiatriques										
Urgences traumatolo-giques										
Soins intensifs cardiologie									x	
Voie d'administration										
Voie intramusculaire										
Voie intra-rectale										
Voie intraveineuse	x	x	x	x	x	x	x	x	x	x
Voie orale										
Voie pulmonaire										
UE										
UE 2.11 - S1										
UE 2.11 - S5			x	x	x		x	x		
UE 4.3 - S4										x

Exos Mémo 25										
	01	02	03	04	05	06	07	08	09	10
UE 4.4 - S2	x	x				x				
UE 4.4 - S4										
Type de traitement										
AINS										
Analgésique - Morphine										
Anesthésique local									x	
Antalgique	x									
Anti-arythmique									x	
Antibiotique			x	x						
Anticoagulant							x	x		
Antiémétique										
Antlépileptique						x				
Antihypertenseur										
Anti-inflammatoire										
Antiulcéreux										
Anxiolytique										
Benzodiazépine										
Catécholamine										
Chimiothérapie anticancéreuse										
Dérivés nitrés										
Dioxygène										
Diurétique										
Glucose										x
Insuline										
Neuroleptique										
Opioïde										
Perfusion avec électrolytes					x					

Exos Mémo 25										
	01	02	03	04	05	06	07	08	09	10
Produits dérivés du sang										
Réanimation hydroélectrolytique										

Exos Mémo 26										
	01	02	03	04	05	06	07	08	09	10
Service										
Chirurgie										x
Médecine										
Oncologie										
Pédiatrie										
Réanimation	x	x	x	x	x	x	x	x	x	
Urgences							x	x	x	
Urgences cardiologiques										
Urgences infectieuses										
Urgences psychiatriques										
Urgences traumatologiques										
Soins intensifs cardiologie									x	
Voie d'administration										
Voie intramusculaire										
Voie intra-rectale										
Voie intraveineuse	x	x	x	x	x	x				x
Voie orale										
Voie pulmonaire							x	x	x	
UE										
UE 2.11 - S1										x
UE 2.11 - S5	x	x	x	x	x					
UE 4.3 - S2							x	x	x	

Exos Mémo 26										
	01	02	03	04	05	06	07	08	09	10
UE 4.3 - S4						x				
UE 4.4 - S2										
UE 4.4 - S4										
Type de traitement										
AINS										
Analgésique – Morphine	x	x								
Anesthésique local										
Antalgique										x
Anti-arythmique										
Antibiotique										
Anticoagulant										
Antiémétique										
Antiépileptique										
Antihypertenseur										
Anti-inflammatoire										
Antiulcéreux										
Anxiolytique										
Benzodiazépine				x						
Catécholamine					x	x				
Chimiothérapie anticancéreuse										
Dérivés nitrés										
Dioxygène							x	x	x	
Diurétique										
Glucose										
Insuline										
Neuroleptiques										
Opioïde			x							

Exos Mémo 26										
	01	02	03	04	05	06	07	08	09	10
Perfusion avec électrolytes										
Produits dérivés du sang										
Réanimation hydroélectrolytique										

Exos Mémo 27										
	01	02	03	04	05	06	07	08	09	10
Service										
Chirurgie	x									x
Médecine					x	x	x	x		
Oncologie		x	x	x						
Pédiatrie										
Réanimation										
Urgences										
Urgences cardiologiques										
Urgences infectieuses										
Urgences psychiatriques										
Urgences traumatologiques										
Soins intensifs cardiologie									x	
Voie d'administration										
Voie intramusculaire										
Voie intra-rectale										
Voie intraveineuse	x	x	x	x	x	x	x	x	x	x
Voie orale										
Voie pulmonaire										

Exos Mémo 27	01	02	03	04	05	06	07	08	09	10
UE										
UE 2.11 - S1	x									
UE 2.11 - S5					x	x	x	x	x	
UE 4.4 - S4										x
UE 4.4 - S5		x	x	x						
Type de traitement										
AINS										
Analgésique - Morphine										
Anesthésique local										
Antalgique	x									
Anti-arythmique					x					
Antibiotique										
Anticoagulant									x	
Antiémétique			x							
Antiépileptique										
Antihypertenseur										
Anti-inflammatoire										
Antiulcéreux										
Anxiolytique										
Benzodiazépine										
Catécholamine										
Chimiothérapie anticancéreuse		x								
Dérivés nitrés										
Dioxygène										
Diurétique										
Glucose										
Insuline								x		

Exos Mémo 27										
	01	02	03	04	05	06	07	08	09	10
Neuroleptiques										
Opioïde										
Perfusion avec électrolytes										
Produits dérivés du sang				x						
Réanimation hydroélectrolytique						x	x		x	x

Exos Mémo 28										
	01	02	03	04	05	06	07	08	09	10
Service										
Chirurgie	x	x								
Médecine			x	x						x
Oncologie										
Pédiatrie										
Réanimation									x	
Soins intensifs cardiologie					x		x	x		
Urgences						x				
Urgences cardiologiques										
Urgences infectieuses										
Urgences psychiatriques										
Urgences traumatologiques										
Voie d'administration										
Voie intramusculaire										
Voie intra-rectale										
Voie intraveineuse	x	x	x	x	x	x	x	x	x	x
Voie orale										
Voie pulmonaire										

Exos Mémo 28										
	01	02	03	04	05	06	07	08	09	10
UE										
UE 2.11 - S1										
UE 2.11 - S3	x	x	x			x				
UE 2.11 - S5					x		x	x		x
UE 4.3 - S4									x	
UE 4.4 - S4				x						
Type de traitement										
AINS										
Analgésique - Morphine										
Anesthésique local										
Antalgique										
Anti-arythmique										
Antibiotique	x	x								
Anticoagulant					x					
Antiémétique										
Antiépileptique										
Antihypertenseur							x			
Anti-inflammatoire										
Antiulcéreux			x							
Anxiolytique										
Benzodiazépine										
Catécholamine									x	
Chimiothérapie anticancéreuse										
Dérivés nitrés										
Dioxygène										
Diurétique										
Glucose										

Exos Mémo 28										
	01	02	03	04	05	06	07	08	09	10
Insuline										x
Neuroleptique										
Opioïde										
Perfusion avec électro-lytes										
Produits dérivés du sang				x						
Réanimation hydroélectro-lytique						x		x		

Exos Mémo 29										
	01	02	03	04	05	06	07	08	09	10
Service										
Chirurgie							x			
Médecine			x	x	x	x		x		
Oncologie										
Pédiatrie										
Réanimation										
Soins intensifs cardiologie		x								
Urgences	x									
Urgences cardiologiques										x
Urgences infectieuses										
Urgences psychiatriques									x	
Urgences traumatolo-giques										
Voie d'administration										
Voie intramusculaire									x	
Voie intra-rectale										
Voie intraveineuse	x	x	x	x	x	x	x	x		x

Exos Mémo 29										
	01	02	03	04	05	06	07	08	09	10
Voie orale										
Voie pulmonaire										
UE										
UE 2.11 - S1										
UE 2.11 - S3			x	x	x	x	x			
UE 2.11 - S5	x	x						x		
UE 4.3 - S4									x	x
Type de traltement										
AINS										
Analgésique - Morphine										
Anesthésique local										
Antalgique							x			
Anti-arythmique										
Antibiotique						x				
Anticoagulant										
Antiémétique										
Antiépileptique										
Antihypertenseur										
Anti-inflammatoire										
Antiulcéreux										
Anxiolytique										
Benzodiazépine									x	
Catécholamine	x									
Chimiothérapie anticancéreuse										
Dérivés nitrés		x								x
Dioxygène										
Diurétique										x

Exos Mémo 29										
	01	02	03	04	05	06	07	08	09	10
Glucose										
Insuline		x								
Neuroleptique									x	
Opioïde										
Perfusion avec électrolytes										
Produits dérivés du sang										
Réanimation hydroélectrolytique		x	x	x	x			x		

Exos Mémo 30										
	01	02	03	04	05	06	07	08	09	10
Service										
Chirurgie				x						
Médecine									x	
Oncologie										
Pédiatrie										x
Réanimation					x	x				
Soins intensifs cardiologie								x		
Urgences										
Urgences cardiologiques										
Urgences infectieuses	x									
Urgences psychiatriques										
Urgences traumatologiques		x	x							
Voie d'administration										
Voie intramusculaire										
Voie intra-rectale										
Voie intraveineuse	x	x	x	x	x	x	x	x	x	x

Exos Mémo 30										
	01	02	03	04	05	06	07	08	09	10
Voie orale										
Voie pulmonaire										
UE										
UE 2.11 - S3									x	
UE 2.11 - S5	x			x		x	x	x		x
UE 4.3 - S4		x			x					
UE 4.4 - S4			x							
Type de traitement										
AINS									x	
Analgésique – Morphine							x			
Anesthésique local		x								
Antalgique									x	x
Anti-arythmique										
Antibiotique	x									
Anticoagulant								x		
Antiémétique										
Antiépileptique										
Antihypertenseur										
Anti-inflammatoire										
Antiulcéreux										
Anxiolytique										
Benzodiazépine										
Catécholamine					x					
Chimiothérapie anticancéreuse										
Dérivés nitrés										
Dioxygène										
Diurétique										

Exos Mémo 30	01	02	03	04	05	06	07	08	09	10
Glucose										
Insuline										
Neuroleptique										
Opioïde										
Perfusion avec électrolytes										
Produits dérivés du sang			x							
Réanimation hydroélectrolytique				x		x				x

Exos Mémo 31	01	02	03	04	05	06	07	08	09
Service									
Chirurgie									
Médecine	x								
Oncologie									
Pédiatrie				x				x	
Réanimation		x	x		x		x		
Soins intensifs cardiologie									
Urgences					x			x	x
Urgences cardiologiques									
Urgences infectieuses									
Urgences psychiatriques									
Urgences traumatologiques									
Voie d'administration									
Voie intramusculaire									
Voie intra-rectale									
Voie intraveineuse	x				x			x	x

Exos Mémo 31									
	01	02	03	04	05	06	07	08	09
Voie orale									
Voie pulmonaire							x		
UE									
UE 2.11 - S1									
UE 2.11 - S3									
UE 2.11 - S5									
UE 4.3 - S2									
UE 4.3 - S4									
UE 4.4 - S2									
UE 4.4 - S4									
UE 4.4 - S5									
Type de traitement									
AINS									
Analgésique - Morphine									
Anesthésique local						x			
Antalgique x				x					
Anti-arythmique									
Antibiotique									
Anticoagulant									
Antiémétique									
Antiépileptique									
Antihypertenseur									
Anti-inflammatoire									
Antiulcéreux									
Anxiolytique									
Benzodiazépine									
Catécholamine									
Chimiothérapie anticancéreuse									

Exos Mémo 31									
	01	02	03	04	05	06	07	08	09
Dérivés nitrés									
Dioxygène									
Diurétique x									
Glucose									
Insuline x	x								
Neuroleptique x									
Opioïde									
Perfusion avec électrolytes									
Produits dérivés du sang									
Produits dérivés du sang									
Réanimation hydroélectrolytique									

INDEX

Chaque mot indexé renvoie à la fiche mémo correspondante.

Index

Notes

Notes

Notes

Notes

Notes

Notes

Notes

Notes

Notes

Notes

Notes

Conception graphique : Sylvie Vaillant
Composition : Maury

MV/LM-EG

PAPIER À BASE DE FIBRES CERTIFIÉES

s'engage pour l'environnement en réduisant l'empreinte carbone de ses livres.
Celle de cet exemplaire est de :
0,7 kg éq. CO_2
Rendez-vous sur www.editions-foucher-durable.fr

IMPRIM'VERT
Votre imprimeur agit pour l'environnement

Achevé d'imprimer en France par Dupliprint - 733, rue Saint-Léonard - 53100 Mayenne
N° d'impression : 2972308C - Dépôt légal n°16453-0/01 - mai 2022